SUR LES

Suppurations du Labyrinthe

CONSÉCUTIVES AUX

LÉSIONS PURULENTES DE L'OREILLE MOYENNE

PAR

LE PROFESSEUR G. GRADENIGO

DE TURIN

Traduction par M. MENIER

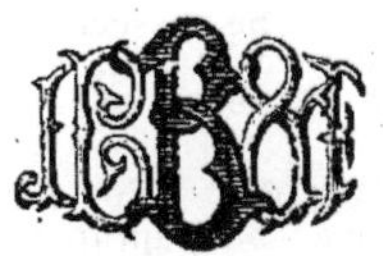

PARIS

LIBRAIRIE J.-B. BAILLIÈRE ET FILS

19, RUE HAUTEFEUILLE, 19

—

1906

SUPPURATIONS DU LABYRINTHE

CONSÉCUTIVES AUX

LÉSIONS PURULENTES DE L'OREILLE MOYENNE

(PYO-LABYRINTHITES)

SUR LES

SUPPURATIONS DU LABYRINTHE

CONSÉCUTIVES AUX

LÉSIONS PURULENTES DE L'OREILLE MOYENNE

(PYO-LABYRINTHITES)

MACON, PROTAT FRÈRES, IMPRIMEURS

SUR LES

Suppurations du Labyrinthe

CONSÉCUTIVES AUX

LÉSIONS PURULENTES DE L'OREILLE MOYENNE

PAR

Le Professeur G. GRADENIGO

DE TURIN

Traduction par M. MENIER

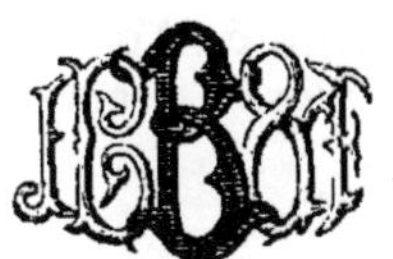

PARIS

LIBRAIRIE J.-B. BAILLIÈRE ET FILS

19, RUE HAUTEFEUILLE, 19

—

1906

COLLECTION C. CHAUVEAU

OUVRAGES DEJA PARUS

L'Hygiène de l'oreille, par le professeur Haug, traduction et annotations par C. Chauveau et M. Menier.

L'Hygiène du nez, de la gorge et du larynx à l'état de santé et de maladie, par le professeur H. Neumayer, traduction et annotations par C. Chauveau et M. Menier.

Origine naso-pharyngée de la tuberculose pulmonaire humaine, par M. Boulay et F. Heckel.

Sur la symptomatologie et le traitement de l'aphonie spasmodique et d'autres troubles phonateurs d'origine spasmodique, par H. Gutzmann, traduction par M. Menier.

Thérapeutique et maladies de l'oreille, par Hammerschlag, docent à l'Université de Vienne, traduction et annotations par C. Chauveau et M. Menier.

SUR LES

SUPPURATIONS DU LABYRINTHE

CONSÉCUTIVES AUX

LÉSIONS PURULENTES DE L'OREILLE MOYENNE

(Pyo-Labyrinthites)

Par le professeur **G. GRADENIGO** (de Turin).

INTRODUCTION

Le nombre et la variété des constatations faites sur la table d'opération ou d'autopsie et accumulées au cours de ces dernières années dans la littérature de notre spécialité, ont fait faire un grand pas en avant à la doctrine des complications endocraniennes d'origine otique. Cependant souvent nous nous trouvons, même aujourd'hui, dans l'incertitude au sujet de l'interprétation diagnostique de quelques cas ; nous sommes forcés d'avouer de nombreuses lacunes dans nos connaissances et, alors même que nous pouvons profiter des renseignements que nous donne l'autopsie, nous sommes quelquefois incapables de trouver un lien direct entre l'otite initiale et la complication qui a causé la mort. Chacun de nous a sans doute souvenir de quelque malade opéré de mastoïdite aiguë et renvoyé en pleine convalescence au bout de peu de temps, sans que, durant le traitement, il ait présenté quelque symptôme manifeste de complication ; eh bien, on vient plus tard nous dire que ce malade est mort à la suite de l'explosion subite d'une méningite à marche très rapide. De même chacun de nous se souvient d'avoir vu, chez un de ses malades opéré avec succès pour otorrhée chronique, des symptômes graves s'installer sans cause apparente, symptômes qui faisaient mourir le patient d'une façon presque mystérieuse.

Cet anneau intermédiaire de la chaîne des complications morbides, ce fait capable de nous expliquer une grande partie de certains phénomènes cliniques encore obscurs, nous savons aujourd'hui qu'ils sont représentés par les suppurations du labyrinthe consécutives aux suppurations de la caisse. Évidemment, cette affection était déjà connue ; il nous suffira d'ouvrir le premier venu des traités d'otologie pour la trouver mentionnée et décrite soit sous le nom de panotite, soit comme cause de méningites rapidement mortelles et accompagnée dans ce cas de symptômes tumultueux, soit enfin comme affection produisant les nécroses du labyrinthe que déjà, en 1886, Bezold avait décrites de façon détaillée dans son admirable monographie. Donc, depuis longtemps cette affection était connue, mais seulement sous sa forme la plus grave, la plus manifeste, la plus rare ; on ne savait pas (ce sont les travaux des dix dernières années, peut-on dire, qui nous l'ont appris) que la suppuration labyrinthique consécutive à celle de la caisse est beaucoup plus fréquente que l'on ne croyait auparavant, qu'elle peut marcher d'une façon si insidieuse qu'on ne la reconnaît *intra vitam* ou à l'autopsie qu'après des recherches minutieuses et bien conduites, que, de par ses conséquences désastreuses pour l'audition et la vie du malade, elle acquiert une importance pratique de tout premier ordre. Combien, au point de vue des idées, nous semble reculé le temps, cependant si proche de nous — il y a en effet à peine 50 ans — où un otologiste distingué, Wilde, affirmait que la *connaissance de l'anatomie exacte de l'oreille interne avait peu d'importance pour l'otologiste*, puisque cette région ne pourrait jamais être le siège d'une intervention chirurgicale et ne pouvait être examinée pendant la vie ! On peut à bon droit s'étonner qu'on ait si longtemps négligé l'étude du labyrinthe au point de vue qui nous occupe, alors qu'on recherchait avec tant de soin et qu'on étudiait d'une manière si détaillée les voies par lesquelles l'infection purulente pouvait, de l'oreille moyenne et de la mastoïde, passer à l'intérieur du crâne. A mon avis, les causes de ce fait sont nombreuses.

La cause principale doit être cherchée dans les résultats brillants obtenus par les otologistes dans le traitement opératoire du plus grand nombre des complications otiques ; fiers, et à bon droit, de ces succès, ils oublièrent trop leur spécialité pour la chirurgie générale ; se fiant au bistouri et au ciseau, comptant sur l'innocuité de la crâniotomie exploratrice, ils ne voulurent pas perdre leur temps à recueillir avec méthode et patience les divers éléments du diagnostic ; ils firent passer en seconde ligne les délicats examens fonctionnels qui, au chevet d'un malade gravement atteint pouvaient sembler et semblèrent en effet, pendant longtemps, n'être qu'un inutile étalage de pédanterie et presque une barbare curiosité scientifique. C'est pourquoi, si on s'inspirant des critériums modernes de recherche, on compulse les observations de complications endocraniennes d'origine otique qui sont si nombreuses dans la littérature, on les trouve, pour la plupart, trop incomplètes pour avoir le droit d'en faire un usage certain dans ses travaux. Souhaitons donc la bienvenue aux recherches nouvelles sur les labyrinthites, recherches qui remettront en honneur et établiront mieux l'incomparable utilité pratique d'examens soigneux des différentes fonctions labyrinthiques, des études histologiques méthodiques des altérations morbides du temporal !

Une autre cause de l'état incomplet de nos connaissances sur les labyrinthites suppurées se trouve dans le fait que jusqu'à aujourd'hui on avait attribué généralement à la paroi vestibulaire de la caisse un pouvoir remarquable de résistance contre les infections tympaniques, on tenait compte de la rareté relative de l'invasion tumultueuse du labyrinthe par rapport à la fréquence des otites moyennes suppurées ; nous verrons au contraire, que les infections labyrinthiques secondaires semblent moins fréquentes dans les statistiques qu'elles ne le sont en réalité, car souvent elles se déroulent sans symptômes bien manifestes.

Enfin, le pronostic fatal dans beaucoup de pyo-labyrinthites et de méningites purulentes diffuses qui leur sont consécutives, détourna pendant longtemps les otologistes de toute tentative d'intervention et découragea le petit nombre de ceux qui avaient consacré leurs veilles et leurs peines à l'étude de ces questions. Nous verrons que, par bonheur, il n'en est plus ainsi aujourd'hui : les résultats favorables obtenus souvent par l'ouverture des cavités purulentes de l'oreille interne, quelques succès brillants, isolés, à vrai dire, obtenus grâce à l'intervention dans la leptoméningite purulente diffuse elle-même ont donné aux otologistes une excitation nouvelle pour continuer avec courage et confiance la lutte contre cette classe de maladies, lutte qui poursuit le noble but d'arracher à la mort qui les menace toute une catégorie, hélas ! nombreuse, d'êtres souffrants.

Historique

Nous avons vu que nos connaissances sur la pyo-labyrinthite
en tant que forme morbide isolée sont de date toute récente. Il
semble cependant improbable que les anciens auteurs qui s'oc-
cupèrent avec amour de l'étude des affections de l'oreille et qui
furent des observateurs sagaces et consciencieux aient pu ne pas
voir les cas fréquents de cette affection. Et, en effet, si nous
feuilletons les premiers en date des Traités d'otologie, nous
trouvons que la pénétration du pus de la caisse dans le labyrinthe
avec ses funestes conséquences endocraniennes, la nécrose et
l'élimination de fragments plus ou moins volumineux du labyrinthe, ont été signalées et étudiées tant au point de vue clinique
qu'anatomo-pathologique.

Dans le premier traité d'otologie qui fut publié en 1683, par
Duverney [1], ce dernier affirme avoir souvent trouvé, dans ses
dissections d'oreilles d'enfants, du pus dans la caisse, le vestibule, les canaux semi-circulaires et le limaçon. Léchevin, dans
son court mémoire sur les maladies de l'oreille (1733) [2], parle
d'une otite moyenne suppurée, chez un jeune homme qui avait
eu des ulcérations syphilitiques. Ce malade était mort au milieu
d'un délire aigu et de violentes douleurs à la tête (méningite?).
A l'autopsie, le conduit externe était en bon état, mais, par
contre, le fond de la caisse était rongé par la carie. Toute la
cavité du labyrinthe et une grande partie de la surface du rocher
à l'intérieur du crâne étaient également cariées. Léchevin
explique que le processus morbide s'était étendu de la caisse au
labyrinthe et de là aux méninges. En un autre passage (p. 99),
Léchevin parle comme d'un fait possible qu'à la suite de l'otite
moyenne purulente, les fenêtres labyrinthiques et le labyrinthe
lui-même soient détruits par la suppuration.

Dans la mine abondante de cas cliniques et anatomo-pathologiques observés avec exactitude, qu'Itard relate dans son traité
(1821) [3], avec des notes courtes mais caractéristiques, il est facile
de trouver des exemples typiques de labyrinthite suppurée.
Dans l'observation XIV [4] on trouva à l'autopsie une carie du
rocher, laquelle s'étendait au conduit auditif interne et avait

1. Traité de l'organe de l'ouïe, 1683.
2. Mémoire sur la théorie des maladies de l'ouïe, 1733, p. 93.
3. Traité des maladies de l'oreille, 1821.
4. P. 238.

provoqué la destruction partielle des parois craniennes de la pyramide et même du sphénoïde. Dans l'observation XIX[1] il y avait une leptoméningite et les cavités du labyrinthe et la caisse étaient remplies de pus. Plus probante au point de vue anatomo-pathologique est l'observation XXII (page 251). Chez un jeune homme de 22 ans, mort de leptoméningite purulente, on fit une dissection soigneuse du labyrinthe. Le nerf acoustique et le facial dans le conduit auditif interne baignaient dans le pus. Le canal semi-circulaire vertical postérieur et le canal horizontal externe étaient pleins de pus, ainsi que le vestibule et la circonvolution basilaire du limaçon ; la membrane de la fenêtre ronde avait été détruite. Selon les idées généralement en cours à l'époque, Itard supposait que le pus venu de la cavité cranienne avait suivi la voie du labyrinthe et de l'oreille moyenne pour s'écouler au dehors.

Signalons au point de vue clinique l'observation XXIV dans laquelle il est question pour la première fois de vertiges et de nausées prolongées comme symptômes d'affections de l'oreille ; à ce sujet, il est curieux de noter que dans les traités d'otologie de beaucoup postérieurs à celui de Itard, on ne parle pas de cette catégorie de symptômes auriculaires.

Saissy[2] (1827) dans son Traité, rapporte deux cas dans lesquels à l'autopsie on trouva du pus dans l'oreille interne.

Dans une thèse de A. Platner[3], publiée en 1838, est relatée une observation que l'on peut, avec certitude, regarder comme un cas de suppuration labyrinthique. L'auteur note que la carie primitive du labyrinthe est très rare et affirme que la suppuration s'étend d'un côté à l'autre du labyrinthe suivant le trajet des diverses cavités. A ce travail est jointe une figure qui montre une perte de substance du canal semi-circulaire postérieur.

Lincke[4] dans son Traité vraiment précieux par le sens critique qui l'inspire et par l'abondance et l'exactitude des indications bibliographiques qu'il renferme, enseigne, dans les cas de destruction du tympan, à étudier avec l'œil et avec le stylet l'état de la paroi vestibulaire de la caisse et à noter, après avoir enlevé délicatement le pus, si cette paroi offre des signes d'inflammation, si elle est ramollie, cariée ou nécrosée.

Dans le Traité des maladies de l'oreille de Toynbee[5] basé sur

1. P. 246.
2. Essai sur les maladies de l'oreille interne. Paris-Lyon, 1827, p. 243.
3. Citée par Politzer, *Archiv. für Ohreinheilk.*, 65, p. 161.
4. Handbuch der Ohrenheilkunde. Vol. 2. Leipzig, 1840, p. 187.
5. Édition française, 1874, avec annotations de Hinton.

plus de vingt années de travaux et plus de deux mille dissections de l'organe de l'ouïe, sont renfermées, pour ainsi dire en germe, les connaissances principales que nous possédons aujourd'hui sur les pyo-labyrinthites. Toynbee consacre même un chapitre spécial, le quinzième, aux maladies nerveuses de l'oreille, lesquelles gagnent l'encéphale à travers le labyrinthe au lieu de passer par la paroi osseuse supérieure de la caisse. La suppuration labyrinthique consécutive aux otites moyennes suppurées est regardée par cet auteur comme rare, car, il croit que dans les inflammations chroniques, la muqueuse, en la région des fenêtres labyrinthiques, s'hypertrophie et fait obstacle aux progrès de l'infection. Il n'a jamais constaté que l'extension ait eu lieu à travers la fenêtre ronde et, dans les deux seuls cas de pyo-labyrinthite observés par lui, une fois, le processus morbide avait suivi la voie de la fenêtre ovale et l'autre fois, la voie du canal semi-circulaire externe. Toynbee connaît la propagation de la suppuration aux méninges à travers le conduit auditif interne et, parfois, il a pu poursuivre le pus très loin, jusqu'à la moelle épinière. Il décrit un cas de séquestre du labyrinthe. Parmi les symptômes cliniques, il rappelle l'otorrhée, les douleurs intenses, la paralysie faciale, celle des muscles de l'œil. A côté des deux observations personnelles, il en rapporte une d'Itard et une d'un autre auteur, dans lesquelles la mort était survenue avec de la paralysie faciale et de douleurs rachidiennes (méningite spinale ?) ; dans ce cas, l'état du labyrinthe n'est pas indiqué.

En un autre endroit, Toynbee note que l'ablation des polypes de la caisse peut parfois être dangereuse quand il existe des symptômes cérébraux (carie de la paroi vestibulaire ?).

La rareté relative de lésions de cette nature reconnue par Toynbee dans un nombre aussi considérable de dissections démontre que l'examen macroscopique est souvent insuffisant pour les découvrir.

On peut faire la même remarque quand on lit les comptes rendus d'autopsie que v. Tröltsch [1] publia beaucoup plus tard avec un soin et une compétence incomparables. On a l'impression que l'auteur n'a pas toujours porté son attention sur l'état du labyrinthe et qu'il n'a signalé que les cas les plus caractérisés et les plus graves de ce genre de lésions. Il faut, en effet, considérer que dans beaucoup de cas l'examen du labyrinthe n'a pas

1. Gesammelte Beiträge zur path. Anatomie des Ohres. Leipzig, Vogel, 1883.

été fait ou ne l'a été que macroscopiquement, quelquefois même longtemps après la mort (au bout de deux et même de huit jours). Malgré cela, les observations de cas de ce genre ne manquent pas dans le livre de Tröltsch. Ainsi les observations LV et LVI se rapportent à un cas de tuberculose avec destruction de la fenêtre ronde. L'observation LXI est un exemple de perforation de la fenêtre ovale. Nous aurons occasion de revenir ailleurs sur les observations LXII et LXIII dans lesquelles la suppuration labyrinthique se propagea à la cavité cranienne avec leptoméningite mortelle. L'étrier était déplacé et il y avait de l'usure de la paroi vestibulaire.

Plus tard, les observations de pyo-labyrinthite devinrent peu à peu plus nombreuses ; en particulier la panotite due à la scarlatine et à la tuberculose, la nécrose du labyrinthe devinrent l'objet d'importantes recherches spéciales. Mais, on peut dire que cette question difficile et complexe ne put être convenablement approfondie que lorsque les perfectionnements de la technique microscopique d'un côté et les conquêtes de la chirurgie auriculaire d'autre part, eurent permis d'obtenir une idée bien nette des détails des lésions et de leur mode d'extension.

C'est à Jansen (1889), que revient le mérite d'avoir, en se basant sur des faits constatés lors des opérations, attiré le premier l'attention sur la fréquence relative d'un type clinique bien défini de pyo-labyrinthite, celui qui est dû à l'usure du canal semi-circulaire horizontal externe et d'avoir ainsi donné l'impulsion aux études de ce genre. Bientôt Habermann, Panse, Manassé, Bezold, Scheibe, Politzer, Siebenmann et d'autres encore, vinrent fournir d'importantes contributions ; au Congrès international d'otologie tenu l'an dernier [1904] à Bordeaux, des rapports sur la question furent présentés et très applaudis : celui de Brieger et de Politzer portant surtout sur l'anatomie pathologique, de Dundas Grant ayant surtout un caractère statistique, celui de v. Stein concernant surtout les troubles d'équilibre d'origine labyrinthique. Enfin, une monographie très documentée de Hinsberg et un livre-atlas de Friedrich ont aussi paru ; de sorte que la question, encore peu connue il y a quelques années, est éclairée dans chacune de ses parties de façon à peu près complète ; les lacunes et les incertitudes qui subsistent encore et qui devront être l'objet de recherches ultérieures sont également mises en évidence.

Fréquence

On ne peut pas encore établir de manière certaine la fréquence des pyo-labyrinthites consécutives aux otites moyennes suppurées par rapport au nombre total de ces dernières, car, souvent, ainsi que nous le verrons, ces labyrinthites ont une marche presque latente et, il faut, pour les diagnostiquer, des recherches faites spécialement dans ce but.

a) On ne peut pas se servir, sans plus, pour la détermination de la fréquence, des cas fournis par les policliniques otologiques ordinaires quand on n'a pas, pour chaque malade, pratiqué des examens méthodiques de l'état fonctionnel du labyrinthe auditif et du labyrinthe non auditif. Cependant il semble à peu près certain désormais que, dans des cas déterminés, le processus de suppuration puisse rester limité à un seul segment du labyrinthe, de sorte qu'il s'ensuit des troubles ayant seulement un caractère moteur ou seulement un caractère acoustique, troubles difficiles parfois à analyser; en outre, la pyo-labyrinthite, même ayant été totale, peut avoir guéri spontanément sans que le malade ait gardé des troubles bien manifestes, si les lésions ont été unilatérales et s'il s'est écoulé assez de temps depuis le début.

b) On ne peut utiliser, sans plus, les cas dans lesquels on a fait des opérations radicales sur les cavités de l'oreille moyenne dans les grandes cliniques otologiques, à moins que — ce qui ne se faisait pas habituellement jusqu'à ces dernières années — l'opérateur n'ait, pendant l'intervention, appliqué la plus grande attention possible à l'état dans lequel se trouvait la paroi labyrinthique de la caisse, en se servant de quelques artifices de technique et n'ait pas cherché à découvrir de cette façon sur cette paroi l'existence de régions cariées ou de fistules.

c) On ne peut pas non plus se servir des sujets autopsiés dans les cas de complications craniennes d'origine otique quand on n'a pas fait aussi un examen minutieux du temporal.

C'est, sans doute, pour ces raisons, que dans les statistiques même les plus récemment publiées par d'importantes cliniques spéciales d'Allemagne, on cherche en vain la rubrique des pyolabyrinthites dues à l'otite moyenne suppurée; c'est ce qui explique pourquoi les opinions de différents auteurs sur la fréquence de cette affection s'écartent beaucoup les unes des autres.

Pour n'en citer que quelques-unes, Scheibe dit que la pyolabyrinthite est rare, Jansen pense qu'elle est plus fréquente que les diverses complications endocraniennes d'origine otique prises dans leur totalité.

Un fait caractéristique trouvé à l'opération dans l'exentération des cavités de l'oreille moyenne c'est, comme nous le verrons, l'arrosion ou l'usure, mal dénommée fistule, du canal semi-circulaire horizontal externe ; la plupart des opérateurs n'ont pas étudié jusqu'ici l'existence de cette arrosion ; ceux qui y ont apporté attention sont arrivés, quant à sa fréquence réelle, à des pourcentages très différents. Ainsi Jansen a trouvé l'arrosion du canal semi-circulaire externe dans une proportion qui va de 20,8 0/0 à 25 0/0 de tous les cas opérés ; Körner a trouvé 5,9 0/0 et Hinsberg enfin l'a constatée seulement dans 1,06 0/0 des cas.

Les pourcentages fournis par les auteurs sur la fréquence des pyo-labyrinthites ont une valeur purement relative ; pour cette maladie on voit aujourd'hui se reproduire ce qui eut autrefois lieu pour d'autres formes morbides. Il me suffira de rappeler ce que j'ai eu moi-même occasion de signaler pour les statistiques de l'hypertrophie de l'amygdale pharyngienne (végétations adénoïdes). Pour cette affection, d'un diagnostic beaucoup plus facile que celui de la pyo-labyrinthite, j'ai constaté que les auteurs indiquaient des chiffres variant de 0,1, 0,2, à 40, 50 0/0 de la totalité des malades qui fréquentent nos policliniques, suivant que les divers auteurs avaient ou non porté leur attention sur cette affection [1]. Pour rester dans le territoire pathologique de l'oreille interne, j'ai signalé moi-même, il y a quelques années, les grandes différences numériques dans les statistiques sur la fréquence des labyrinthites en général ; ayant recueilli les pourcentages pris dans les statistiques de vingt et un auteurs, j'ai trouvé que le pourcentage des labyrinthites, dans la totalité des maladies de l'oreille, variait de 1 à 12 0/0 [2].

On peut obtenir quelques indications d'une exactitude suffisante quand on tient compte seulement des statistiques dans lesquelles on a fait particulièrement attention aux pyo-labyrinthites.

Whitehead [3] rapporte que sur 691 cas de suppuration de l'oreille moyenne opérés par lui pendant trente ans, 27 soit 4 0/0 présentaient aussi de la suppuration du labyrinthe. Sur ces 27 malades, 11 moururent, 16 guérirent. Des 11 cas de mort, 4 furent causés par un abcès du cervelet, 2 par un abcès céré-

1. GRADENIGO. Die Hypertrophie der Rachentonsille. Iéna, Gustav Fischer, 1901, p. 45.

2. GRADENIGO. *Annales des maladies de l'oreille*, octobre 1893.

3. Société otologique anglaise, 1901, p. 49.

belleux et leptoméningite, 2 par leptoméningite, 1 par leptoméningite avec thrombose infectieuse du sinus latéral et enfin
2 par le marasme.

Friedrich [1] fournit la statistique suivante, d'après les chiffres
recueillis dans les cliniques otologiques de Halle et de Kiel :

	HALLE	KIEL
Suppurations de l'oreille........	4188	3378
Opérations sur l'oreille..........	819	351
Suppurations du labyrinthe......	44	24
Morts par leptoméningite........	17	11

Le rapport des suppurations labyrinthiques aux suppurations
de l'oreille en général serait donc de 1,05 0/0 et de 0,7 0/0.

Quant à la fréquence de la pyo-labyrinthite comme cause de
la mort, en prenant au hasard une statistique bien faite, par
exemple une statistique récente de la clinique otologique de
Halle [2], on trouve que sur 15 cas de mort par complications
endocraniennes des otites moyennes purulentes, il y avait la
pyo-labyrinthite dans plus de la moitié (7) ; elle avait provoqué
une leptoméningite dans 4 cas et dans 3 un abcès du cervelet.

Nous verrons en effet que la complication endocranienne qui
succède le plus souvent à la pyo-labyrinthite, c'est la leptoméningite purulente diffuse ; en examinant pour ce travail les
observations des cas de méningite d'origine otique observés
dans ma clinique au cours des dernières années, j'ai trouvé que
dans beaucoup de cas, l'existence d'une pyo-labyrinthite est
très probable, mais comme à cette époque on n'avait pas fait
les constatations tant cliniques qu'anatomo-pathologiques et
histologiques nécessaires, ce diagnostic ne peut aujourd'hui
être établi avec certitude.

De toute façon, à en juger d'après les cas de pyo-labyrinthite
que, au cours de ces dernières années, j'ai reconnu être certains
parmi mes malades, je suis d'avis que le pourcentage de
Friedrich d'une pyo-labyrinthite sur 100 otites moyennes purulentes est inférieur au pourcentage réel.

Tous les auteurs sont d'accord pour admettre que la suppuration du labyrinthe suit plus facilement les suppurations chroniques de l'oreille moyenne que les suppurations aiguës. Sur
89 cas de pyo-labyrinthite qu'Hinsberg [3] a pu recueillir dans

1. Die Eiterungen des Ohrlabyrinthes. Wiesbaden, 1905, p. 13.
2. GRÜNERT et DALLMANN. Compte rendu de 1901 (*Archiv f. Ohrenheilk.*),
vol. 65, p. 55.
3. Ueber Labyrintheiterungen, Wiesbaden, 1901, p. 17.

la littérature avec des indications exactes, il a trouvé que dans 18 seulement, il s'agissait d'otites aiguës et dans 71 d'otites chroniques ; dans les otiles aiguës on ne signalait aucun cas d'arrosion du canal semi-circulaire externe.

Dans seize cas certains de pyo-labyrinthites suivis de mort, que j'ai observés, dans trois l'otite moyenne était subaiguë, dans 13 elle était chronique (dans 2 de ces derniers cas, il existait du cholestéatome).

Coup d'œil sur l'anatomie et la physiologie du labyrinthe

Avant de parler de l'anatomie pathologique et de la symptomatologie de la labyrinthite suppurée, il sera bon de rappeler en quelques mots certains points de l'anatomie et de la physiologie du labyrinthe dont la connaissance pourra nous être utile pour l'interprétation des faits cliniques.

Nous nous arrêterons en particulier sur la physiologie du labyrinthe non acoustique [1].

On sait que les cavités labyrinthiques du temporal et le labyrinthe membraneux qui y est renfermé, présentent, chez l'homme, trois segments principaux : un, postérieur, formé par les canaux semi-circulaires, un second, moyen, constitué par le vestibule osseux contenant l'utricule et le saccule membraneux et un troisième, antérieur, formé par le limaçon.

Au point de vue morphologique, le labyrinthe membraneux,

1. Il y a aujourd'hui une littérature très volumineuse sur ce sujet très compliqué; en dehors des physiologistes, les otologistes, les oculistes, les neurologistes y ont apporté leur contribution. Les difficultés extraordinaires de l'expérimentation sur les animaux, celles aussi des observations cliniques si malaisées dans ce domaine, ont fourni aux divers auteurs qui, les uns après les autres, se sont occupés de ces recherches, l'occasion de proposer et de soutenir les interprétations les plus variées des faits observés et de formuler, en se basant sur des hypothèses, des opinions souvent contradictoires. Le lecteur qui voudrait se faire une idée complète de l'état actuel de nos connaissances sur les fonctions du labyrinthe non acoustique pourra consulter, parmi d'autres travaux, les deux excellentes études critiques et synoptiques : l'une due à von Stein, le génial otologiste de Moscou qui a consacré, peut-on dire, toute son activité scientifique à l'étude de ce genre de problèmes (*Centralblatt f. Ohrenheilk.*, vol. III, n° 12, 1905), l'autre est l'œuvre de Stefani, le savant professeur de physiologie de l'Université de Padoue (*Reale Istituto Veneto di Scienze, Lettere ed Arti*, 1903).

C'est de ce dernier travail que je me suis servi en quelques passages pour présenter au lecteur, de manière synthétique, quelques-uns des résultats des études les plus récentes.

provenant de la vésicule labyrinthique, présente une partie supérieure, formée par l'utricule et les canaux semi-circulaires, une partie inférieure formée par le saccule et la lagena ou le limaçon. La partie inférieure des vertébrés inférieurs a déjà, chez les oiseaux, une tendance à se porter en avant et, chez les mammifères, elle devient franchement antéro-inférieure. Les deux segments du labyrinthe membraneux sont réunis indirectement

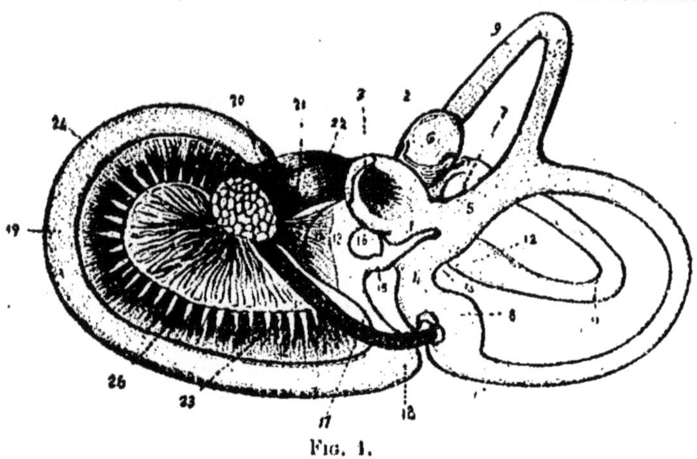

Fig. 1.

Le labyrinthe membraneux de l'oreille droite d'un embryon humain de 5 mois, partie médiane, d'après Retzius. — 1-5. Utricule. — 2. Recessus de l'utricule. — 3. Tache acoustique du *recessus utriculi.* — 4. Sinus postérieur. — 5. Sinus supérieur. — 6. Ampulla anterior. — 7. Ampulla externa. — 8. Ampulla posterior. — 9. Can. sem. ant. vertical. — 10. Can. sem. poster. vertical. — 11. Canal semi-circul. horiz. exter. — 12. Ampulla externa. — 13. Saccule. — 14. Tache du saccule. — 15. Ductus endolymphaticus. — 16. Canalis utriculo-saccularis. — 17. Canalis reuniens. — 18. Coupole du *ductus cochlearis.* — 19. Ductus cochlearis. — 20. N. facial. — 21. Ramus superior. — 22. Ramus sacculi. — 23. Ramus ampullae posterioris. — 24. Ramus cochleae. — 25. Sa distribution dans la *lamina spiralis ossea.*

ensemble par le canal utriculo-sacculaire, souvent très étroit et très court; le conduit endo-lymphatique provient du saccule seul ou de la portion sacculaire de ce canal, comme chez l'homme (fig. 1).

Les trois canaux semi-circulaires sont disposés suivant trois plans à peu près perpendiculaires entre eux. La désignation des canaux est faite, dans les ouvrages classiques, d'une façon le plus souvent inexacte; car, pendant longtemps on considérait les plans représentés par ces canaux chez l'homme, non suivant leur position véritable dans le crâne, mais suivant l'axe du

rocher qui, on le sait, est incliné par rapport au plan médian
du crâne. Ceci veut dire que les dénominations : frontal et
sagittal, furent choisies pour les canaux semi-circulaires comme
si le temporal eût été placé avec son plus grand axe dans une
position exactement parallèle à l'axe antéro-postérieur du crâne.
Comme on le voit, au contraire, sur la figure 2, l'inclinaison du

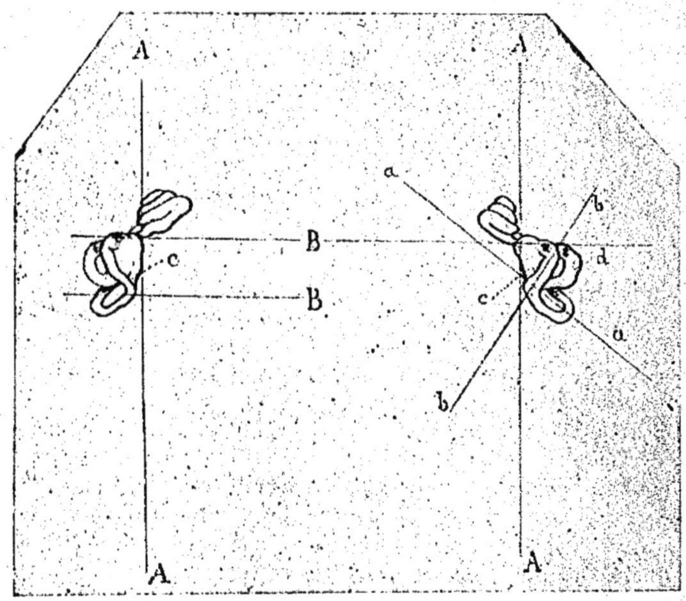

Fig. 2.

Représentation schématique de la position des deux labyrinthes dans le
crâne (selon Sarai, *Z. f. Ohrenh.*, vol. 46, p. 76). Vue d'en haut, perpendi-
culairement au plan horizontal. — A. Parall. à la ligne médiane sagittale.
— B. Sections frontales. — a. Direction du plan du canal semi-circ. ver-
tic. inf. — b. Id. du vert. ant. — c. Branche commune. — d. Can. semi-
circ. ext.

rocher par rapport au plan antéro-postérieur du crâne modifie
considérablement la position réelle des canaux.

Le canal horizontal externe correspond assez bien au plan
horizontal du crâne et peut donc ainsi conserver sa dénomination.
Il n'en est pas de même pour les deux autres canaux qu'on peut,
au contraire, appeler vertical-supérieur et vertical-inférieur.
Pour donner une idée claire de la situation réelle de ces canaux
par rapport au plan antéro-postérieur du crâne, nous dirons

2

que leur branche commune surgit du vestibule dans une direction vers l'arrière et le haut et un peu externe. De ce point-là un des canaux se dirige en avant, en haut et en dehors, l'autre va en arrière, en bas, et en dehors, de telle sorte que chacun d'eux fait un angle d'environ 45° avec le plan antéro-postérieur du crâne et est par suite placé environ à égale distance entre le plan sagittal et le plan frontal. Il en découle le fait très important au point de vue fonctionnel que le plan du canal vertical supérieur d'un côté reste parallèle à celui du canal vertical inférieur de l'autre côté. Nous verrons que la connaissance exacte de la position des canaux par rapport aux axes de la tête a pour nous une grande importance quand nous voulons interpréter cliniquement les troubles fonctionnels consécutifs aux lésions de chaque canal.

Le canal semi-circulaire horizontal fait une saillie sur la paroi labyrinthique de la caisse au voisinage de l'*aditus*, un peu en dessus et en arrière du facial ; c'est pourquoi, il est plus que les autres plus facilement atteint à la suite des suppurations de la caisse ; de même, il est plus accessible aux interventions chirurgicales. Le canal vertical supérieur fait, par sa partie la plus convexe, saillie sur la face supérieure et à l'angle médian de la pyramide.

Comme on s'en rend compte sur la figure 1, les trois canaux semi-circulaires débouchent dans le vestibule par cinq branches seulement, parce que deux d'entre elles se fusionnent en un canal commun. Une branche de chaque canal, avant de pénétrer dans le vestibule, se renfle légèrement formant ainsi ce qu'on nomme l'ampoule, région où siègent les expansions nerveuses terminales. En effet, en ce segment dilaté ou ampoule, et disposé transversalement par rapport à la direction de chaque canal, on note la crête dite acoustique, mais à tort, car nous verrons que la fonction de cette crête n'est pas de nature acoustique. Les crêtes sont situées à l'intérieur de l'ampoule, du côté convexe du canal ; à l'endroit où elles sont, l'épithélium se différencie du reste de l'épithélium voisin et prend les caractères d'un épithélium sensitif. Les cellules sensitives sont surmontées de cils très déliés, libres, baignés par le liquide endo-lymphatique ; ces cils, par opposition aux cils analogues des cellules sensitives des taches de l'utricule et du saccule sont particulièrement longs et ne sont pas surmontés d'une couche d'otolithes (fig. 3).

Les régions sensitives de l'utricule et du saccule appelées *maculae* (la qualification d'acoustique est, aussi dans ce cas, injustifiée) sont au nombre de deux seulement : une pour l'utricule,

l'autre pour le saccule. La tache de l'utricule occupe une partie
du plancher du *recessus utriculi* et s'étend en partie sur la
paroi antérieure et un peu aussi sur la paroi latérale de ce
recessus. La tache du saccule est placée à la partie antérieure de
la face moyenne, presque verticalement. Ces deux taches ont
une structure histologique analogue ; les cellules épithéliales
sensitives sont pourvues de cils qui sont surmontés de petits
cristaux appelés otolithes et entourés d'une masse finement

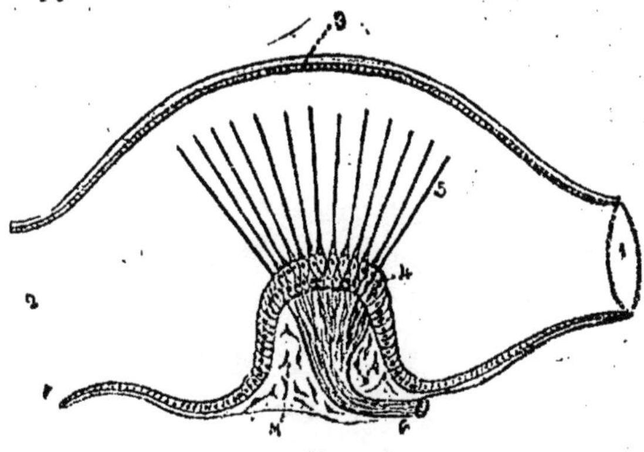

Fig. 3.

Coupe longitudinale d'une ampoule de Gobius, d'après Hensen. — 1. Canal
semi-circulaire (abouchement du). — 2. Utricule (abouchement de l'). —
3. Epithélium de revêtement de l'ampoule. — 4. Epithélium sensitif
avec de longs cils (5). — 6. Nerf. — M. Tissu conjonctif de la crête.

granuleuse et molle. Ce sont des cristaux de carbonate de chaux,
dont les dimensions varient de 1 à 15 μ, de forme hexagonale,
à angles légèrement arrondis.

On sait que l'échelle du limaçon, au point de vue morphologique, est considérée comme dérivant d'une papille primitive
dite papille acoustique, basilaire, du limaçon [1].

1. Dans la série animale, outre les régions sensitives du labyrinthe
membraneux que nous avons indiquées, on en trouve d'autres qui disparaissent chez les vertébrés supérieurs. Chez quelques amphibies, il y a sur
le plancher de l'utricule une *macula neglecta* ; de même dans la lagena
dont le canal cochléaire est un dérivé, on trouve une *papilla acustica
lagenæ* qui disparaît chez les mammifères lors du grand développement
de la papille basale du limaçon. Il est digne de remarque que, dans quelques
espèces animales, la crête ampullaire du canal semi-circulaire horizontal
externe se différencie, par des détails de structure et de direction, des
autres crêtes ampullaires ; chez les oiseaux, par exemple, elle est disposée
obliquement par rapport à l'axe du canal. De même, au point de vue
embryologique, les canaux verticaux supérieur et inférieur sont de forma-

Des deux fenêtres labyrinthiques, la fenêtre ovale correspond au vestibule et justement à ce qu'on nomme la citerne périlymphatique, la fenêtre ronde correspond au début de la circonvolution basilaire du limaçon.

En dehors du conduit auditif interne dont la disposition est bien connue, deux canaux osseux vont des cavités labyrinthiques à l'intérieur du crâne, ce sont : l'aqueduc du vestibule et l'aqueduc du limaçon.

L'aqueduc du vestibule s'écartant de la paroi médiane du vestibule se dirige, par un trajet légèrement courbé, vers le bas, pour s'ouvrir à la face postérieure du rocher, à peu près à égale distance du conduit auditif externe et du sillon du sinus trans-

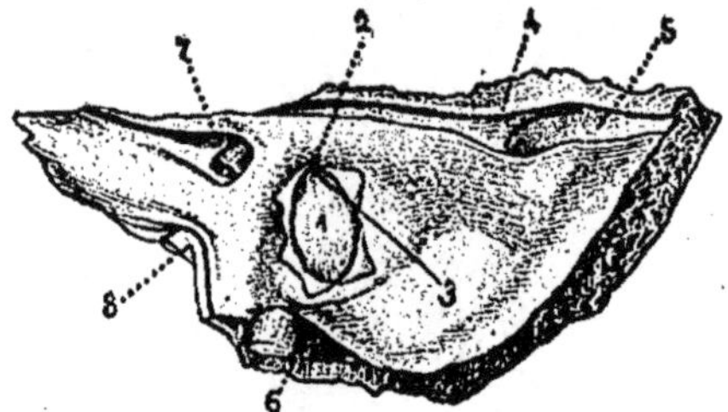

FIG. 4.

Surface postérieure du temporal droit : 1. sac endolymphatique largement ouvert. Dans l'ouverture du conduit est introduite une soie fine (3). — 4. Sinus pétreux supérieur ouvert. — 5, 6. Sinus transverse. — 7. Trou acoustique avec le nerf acoustique. — 8. Ouverture externe de l'aqueduc du limaçon.

verse. Ce canal contient le conduit endolymphatique qui, chez l'homme, est formé par l'union des deux canaux de l'utricule et du saccule et qui se termine dans le saccule endo-lymphatique, cavité placée entre deux feuillets de la dure-mère. Elle a 10 à 15 millimètres de hauteur et 9 millimètres environ de largeur. Le fond du sac est donc au voisinage immédiat du sinus transverse. La veine de l'aqueduc du vestibule passe dans un canalicule osseux isolé pour venir se jeter dans le sinus veineux transverse dont nous venons de parler.

L'aqueduc du limaçon a son ouverture interne au début de

tion concomitante, tandis que le canal externe apparaît plus tard ; ainsi on comprend comment ceux-là peuvent avoir des particularités anatomiques communes, qui manquent au canal semi-circulaire horizontal externe. Nous verrons plus tard qu'aussi au point de vue fonctionnel et clinique, le canal semi-circulaire externe possède une individualité particulière.

la rampe tympanique du limaçon et son ouverture externe au fond d'une fossette infundibuliforme qui est à l'angle inférieur de la pyramide ; son trajet entre ces deux points est presque transversal, la longueur du canal est d'environ 10 millimètres. En plus du tissu conjonctif périosté et des espaces lymphatiques, il y a dans cet aqueduc une veinule qui provient du limaçon et se jette dans le bulbe de la jugulaire. Nous verrons que les recherches anatomo-pathologiques les plus récentes tendent à donner une importance toujours plus grande aux deux aqueducs, comme voie de transport de l'infection purulente des cavités labyrinthiques à l'intérieur du crâne.

Le labyrinthe membraneux est entouré d'une capsule osseuse qui sur les coupes du temporal se reconnaît facilement à sa couleur et à sa consistance particulièrement dense (capsule périotique). Tout autour de cette capsule, il y a comme un manteau, plus ou moins développé suivant les individus et suivant les âges de la vie, qui est formé par des cellules pneumatiques qui communiquent avec les cavités pneumatiques de l'oreille moyenne et de la mastoïde. On comprend comment l'infection purulente venue de l'oreille moyenne arrive, grâce à ce système de cellules, aux diverses parties de la capsule périotique et du labyrinthe.

Il y a un canal osseux tout aussi important au point de vue pathologique et qu'à cause de sa disposition on pourrait appeler *translabyrinthique*, décrit par Voltolini, Wagenhäuser, Odenius ; von Tröltsch [1] insista particulièrement sur son importance comme voie de transmission des infections de l'intérieur du temporal, à la dure-mère et au sinus pétreux supérieur.

Mouret appelait aussi récemment l'attention sur ce canal, au Congrès international d'otologie de Bordeaux (1904). Il s'agit d'un canal osseux dont l'ouverture interne se trouve à l'angle supéro-interne du rocher, au-dessous de l'arc formé par le canal semi-circulaire vertical supérieur. Chez le fœtus, il y a, en cet endroit, une véritable fossette infundibuliforme (*fossa subarcuata*), qui chez l'adulte se remplit toujours de plus en plus de tissu osseux, de sorte qu'il ne persiste qu'une étroite fente légèrement triangulaire (*hiatus subarcuatus*). L'ouverture interne arrive à l'antre mastoïdien ou à l'aditus, mais, plus souvent, le canalicule vient déboucher dans de petites cellules osseuses périantrales qui se sont développées à l'angle formé par le canal semi-circulaire externe et le canal semi-circulaire vertical supérieur.

1. v. Tröltsch, *Gesammelte Beiträge zur pathologischen Anatomie des Ohres*. Leipzig, 1883. Observation LXI, p. 134.

Chez l'adulte, ce canalicule renferme les restes d'un prolongement vasculaire de la dure-mère et présente une artère et une veine; cette dernière vient s'ouvrir dans le sinus pétreux supérieur. Nous verrons comment ce canal peut avoir de l'importance pour la propagation de processus infectieux de l'antre mastoïdien au canal semi-circulaire postérieur et à la cavité cranienne.

Physiologie du labyrinthe

Le labyrinthe a deux fonctions, la perception des sons (labyrinthe acoustique) et la perception de la position et des mouvements de la tête et du corps pour servir à l'orientation statique et dynamique (labyrinthe non acoustique [1]).

L'organe de l'ouïe, chez les vertébrés supérieurs, doit être considéré comme un organe de tact, spécialisé de façon à reconnaître par un stimulus spécifique adéquat deux sortes différentes de phénomènes mécaniques : a) différence de pression ou oscillations du contenu endo-labyrinthique qui varient d'une façon déterminée avec le changement de position et des mouvements de la tête des animaux (orientation active et passive); b) différence de pression ou oscillations dans l'air ou les milieux liquides ou solides qui entourent l'animal quand ces différences ou ces oscillations se succèdent avec une fréquence qui n'est pas inférieure à 16 à la seconde et non supérieure à 40.000 environ. Ces dernières oscillations sont représentées par les vibrations sonores. Tandis que l'activité du labyrinthe acoustique est consciente, celle du labyrinthe non acoustique est, à l'état normal, soustraite à la conscience de l'animal ; ces deux organes des sens ont une grande importance pour la vie de relation.

De même les deux branches de la huitième paire, branche cochléaire et vestibulaire, doivent être regardées comme deux nerfs différents, parce qu'elles ont une origine centrale différente.

a) Labyrinthe non acoustique. Les différences de pression du

. 1. Au point de vue fonctionnel, il vaut mieux désigner sous le nom de *labyrinthe non acoustique* la partie du labyrinthe formée par les organes vestibulaires et les canaux semi-circulaires, parce que les dénominations proposées jusqu'à ce jour ne correspondent pas exactement aux fonctions complexes de cet organe ; de même, il n'est pas exact de l'appeler *organe du sens statique*, car il préside aussi à des phénomènes dynamiques ; le nom *d'organe de l'équilibre* ne donne pas une idée exacte du mode de fonctionnement, etc.

contenu labyrinthique sont perçues par un mécanisme différent dans le labyrinthe non acoustique suivant qu'elles sont produites par des mouvements angulaires de la tête ou qu'elles correspondent à des positions différentes de la tête et à des mouvements en ligne droite (directement en avant, en arrière, en bas, en haut). Pour les mouvements angulaires, les cils très délicats des cellules épithéliales sensitives sont relativement très longs et plongent librement dans le liquide endo-lymphatique de façon à pouvoir apprécier immédiatement le plus léger déplacement de ce liquide ou mieux encore la simple tendance au déplacement, c'est-à-dire les plus petites modifications de pression des couches liquides. Ces cils appartiennent aux cellules sensitives des crêtes ampullaires des canaux semi-circulaires.

Le mécanisme de perception des différentes positions de la tête et des mouvements en ligne droite est un peu différent ; les cils des cellules épithéliales sensitives, beaucoup plus courts que ceux des crêtes ampullaires, sont, dans les maculae de l'utricule et du saccule, surmontés d'un conglomérat mou contenant des cristaux ou des petites pierres d'un poids relativement élevé.

Ainsi, les plus petites modifications de direction et d'intensité des pressions exercées, en vertu de la loi de la pesanteur, par ces corpuscules pesants sur l'épithélium sensitif, arrivent à être perçues. Le mécanisme de perception des mouvements angulaires est rendu plus délicat et plus complet, de la façon suivante : le mouvement qui s'accomplit dans un des trois plans principaux de l'espace renforce son action stimulante en s'exerçant sur une colonne liquide dont les déplacements ou les variations de pression peuvent se développer dans une seule des directions de l'espace, et, d'autre part, pour chacune de ces directions, il y a une région sensitive spéciale (crête ampullaire). Ce résultat est obtenu au moyen de trois canaux semi-circulaires, disposés, comme nous l'avons vu, suivant les trois principaux plans de l'espace ; la colonne liquide qui y est contenue subit un déplacement maximum ou éprouve une tendance maximum au déplacement quand le mouvement angulaire s'accomplit dans le plan même du canal [1].

1. L'étroitesse des canaux membraneux, la promptitude avec laquelle tout mouvement angulaire éveille les sensations correspondantes ont fait penser qu'il ne se produisait pas un déplacement réel de la colonne liquide à l'intérieur des canaux, mais qu'il y aurait seulement dans cette colonne une modification de pression provoquée par la tendance au déplacement. La persistance de la perception du mouvement après la cessation de celui-ci s'expliquerait, non par la persistance du mouvement du liquide, mais par la durée relativement longue de la sensation (Mach).

Étant donné ce mécanisme, on comprend comment un même canal semi-circulaire peut servir à la perception d'un mouvement angulaire sur le même plan aussi bien dans un sens que dans le sens opposé : ce fait est, nous le verrons, très important, même au point de vue pathologique. Prenons, par exemple, le cas le plus simple du mouvement de la tête dans le plan horizontal autour de son axe vertical et voyons ce qui va se passer pour le canal semi-circulaire horizontal externe de droite. Quand la tête, de la position de face, vient à être tournée vers la gauche, l'endolymphe qui, de par son inertie, ne se déplace pas aussi vite que les parois du canal tendra à se déplacer par rapport à ces parois et par suite par rapport à sa crête ampullaire dans la direction de l'utricule vers l'ampoule et à incliner en arrière les cils sensitifs ; quand, au contraire, la tête sera tournée vers la droite, la tendance au déplacement de l'endolymphe aura une direction inverse, c'est-à-dire du canal vers l'utricule et les cils seront, cette fois, influencés en sens contraire. Il est très probable, même en tenant compte de la disposition anatomique des régions, que la sensation produite dans le premier cas doit être différente, même en intensité, de celle qui est produite dans le second cas ; il est aussi licite de supposer que dans les deux cas, le stimulus s'exerce sur les cils et les cellules d'une façon différente.

Le mécanisme de la sensation de position que nous venons d'exposer est trop schématique pour correspondre sans plus à ce qui se passe dans la réalité ; de fait, nous faisons remarquer immédiatement que les phénomènes doivent se passer d'une manière plus compliquée. Pour la perception labyrinthique des mouvements, on peut affirmer ce que l'on sait depuis déjà longtemps sur la production des mouvements des globes oculaires, dont le mécanisme est beaucoup plus complexe qu'il peut sembler à première vue. Tout d'abord, surtout, chez quelques espèces animales, les trois canaux ne sont pas disposés exactement suivant les trois plans principaux de l'espace ; en outre, un même canal n'appartient pas de par son trajet, exactement à un seul plan. Nous avons vu que chez l'homme, seul le canal semi-circulaire horizontal externe correspond assez bien au plan horizontal de la tête ; les deux canaux verticaux forment, au contraire, un angle d'environ 45° avec le plan antéro-postérieur ou sagittal de la tête. On est donc forcé d'admettre que même pour des mouvements simples tels que l'inclinaison de la tête sur le plan antéro-postérieur autour d'un axe horizontal, le stimulus s'exerce sur les deux canaux verticaux des deux côtés et que le mouvement, pour être perçu, est décomposé en ses deux

composantes qui correspondent aux plans des canaux verticaux.
Il faut noter, pour simplifier les faits, que comme nous l'avons
dit, le plan du canal vertical supérieur d'un côté coïncide avec
le plan du canal vertical inférieur de l'autre côté, de telle sorte
que, pour les quatre canaux, nous avons seulement à tenir
compte de deux plans. Il ne faut pas non plus, comme le font
quelques auteurs, assigner, de manière trop immuable, la perception des mouvements angulaires exclusivement aux canaux
semi-circulaires, celle des mouvements en ligne droite exclusivement à l'utricule et au saccule, parce que les mouvements en
ligne droite ont des composantes qui peuvent stimuler les crêtes
des canaux semi-circulaires et vice versa. Ces considérations
expliquent jusqu'à quel point est compliquée la fonction du labyrinthe non acoustique et comment il peut être malaisé en clinique de déterminer les troubles fonctionnels atteignant l'une
ou l'autre des régions sensitives des canaux semi-circulaires et
des organes du vestibule.

Il faut, de plus, se souvenir que le sens visuel, le sens tactile et musculaire ont une grande importance pour la perception
de la position et des mouvements de la tête, c'est-à-dire pour
l'orientation en général. Nous verrons plus loin les conséquences
très sérieuses de cette disposition fonctionnelle.

b) Le labyrinthe acoustique est constitué uniquement par le
limaçon.

On ne peut pas dire qu'on connaisse aujourd'hui avec certitude le mode de fonctionnement des extrémités terminales du
nerf cochléaire pour la perception des sons. La théorie d'Helm-
holtz est encore celle qui a la majorité des suffrages. Comme le
fait remarquer Stefanini [1] avec une grande justesse, il suffit de
tenir compte de la différence de diamètre, de longueur et peut-
être de tension des nombreuses fibres placées le long de
la membrane basilaire de la rampe cochléaire pour pouvoir
admettre que chacune d'elles est accordée pour une note différente. Si l'on admet avec Retzius que, chez l'homme, le nombre
de ces fibres est de vingt-quatre mille ou seulement de treize
mille quatre cents avec Hensen, on comprend comment elles
suffisent pour expliquer la faculté qu'a l'oreille de reconnaître
un intervalle de $1/70^{eme}$ de demi-ton, qui est l'intervalle minimum qu'on puisse reconnaître. Dans la limite des sons percep-
tibles qui vont de seize à quarante mille vibrations par seconde,
il faudrait au moins mille trois cents fibres pour chaque octave,

---

1. STEFANINI. Archivio Italiano di Otologia e Laringologia, vol. XVI.

soit plus de cent pour chaque intervalle d'un demi-ton. Les cils des cellules acoustiques sont surmontés de la *membrana tectoria*, sur la disposition de laquelle à l'état vivant on discute encore; elle a probablement le même rôle à remplir que la membrane des otolithes pour les taches de l'utricule et du saccule.

En dehors du labyrinthe non acoustique, d'autres mécanismes : le sens tactile et musculaire et les mouvements des yeux concourent à la perception exacte de la position et des mouvements de la tête et du corps.

Prenons, par exemple, une des formes les plus simples du mouvement : voyons ce qui se passe pendant le mouvement de translation vers un côté, par exemple, vers le côté gauche, chez une personne qui est assise sur un côté d'une voiture de tramway, quand elle a la tête tournée vers le côté opposé. Dans ces conditions on peut noter trois groupes distincts de phénomènes. Quand la voiture se met en mouvement surtout si cela a lieu d'une manière brusque, le corps suit le mouvement avec un léger retard dû à l'inertie. En effet, l'impulsion du mouvement produit dans les parties du corps appuyées aux parois de la voiture (siège, dossier, parquet) des pressions et de frottements en rapport avec la direction et la qualité du mouvement lui-même ; les parties du corps non appuyées à la voiture, surtout la tête et le buste tendent à subir par inertie un déplacement opposé au mouvement qui commence. Ce déplacement produit encore des sensations particulières musculaires et tactiles qui déterminent des mouvements de compensation destinés à maintenir l'équilibre. Ce groupe de sensations musculaires et tactiles est dans le champ de la conscience.

En même temps et d'une façon analogue un autre groupe de sensations surgit dans le labyrinthe non acoustique où l'inertie des otolithes dans les organes vestibulaires et des colonnes liquides dans les canaux semi-circulaires provoque des sensations qui sont aussi en relation directe avec la qualité du mouvement. Ces sensations labyrinthiques n'arrivent pas, à l'état normal, dans le champ de la conscience.

Enfin, un troisième groupe de phénomènes, étroitement lié aux deux précédents, a rapport à la motricité oculaire : nous verrons, qu'en pathologie, il a une importance particulière.

Si la personne que nous avons supposée assise sur un côté de la voiture en mouvement dirige son regard sur des objets situés en dehors de la voiture et assez près pour qu'ils paraissent se déplacer rapidement en sens contraire du mouvement de la voiture, il s'établit dans l'intérêt de la vision distincte, pour que lés images rétiniennes ne se déplacent pas, certains mouvements oculaires : on a ainsi le *nystagmus physiologique compensateur*. Tout d'abord les yeux devancent, en quelque sorte, le mouvement du corps et se portent comme mus par un ressort dans la position extrême du regard vers la direction même du mouvement, c'est-à-dire à gauche, dans notre cas ; de là, suivant le mouvement apparent des objets, ils se portent plus lentement vers leur position de repos, c'est-à-dire à droite pour se porter de nouveau brusquement à gauche et ainsi de suite. Le nystagmus horizontal est donc constitué par des oscillations des globes oculaires ; celles qui vont dans la direction du mouvement que subit le corps sont très rapides, brusques, les autres ont la rapidité même du mouvement de translation. Les premières oscillations ont été nommées par les physiologistes : oscillations du *nystagmus*, les secondes : oscillations de *réaction* (Stefani). Ces mouvements oculaires bien qu'ils obéissent à une sorte d'automatisme et se produisent de façon inconsciente quand le sujet ne dirige pas sur eux son attention peuvent être interrompus quand le regard sera maintenu volontairement fixé sur un point quelconque de l'espace en dehors de la voiture ou dans l'intérieur de la voiture elle-même. Les mouvements de la tête dans la même direction que ceux des yeux peuvent remplacer ces derniers.

Trombetta et Ostino[1] ont fait d'importantes expériences et observations cliniques sur le nystagmus en relation avec l'excitation des canaux semi-circulaires. Ils ont pu, entre autres choses, confirmer que la direction des mouvements de nystagmus est en rapport direct avec l'irritation des canaux, c'est-à-dire que l'irritation du canal horizontal donne lieu à du nystagmus horizontal ; celle du canal vertical postérieur à du nystagmus vertical ; celle du canal vertical antérieur augmente les mouvements précédents qui finissent par prendre une forme mixte. Seule, l'excitation des ampoules produit des mouvements oscillatoires des globes oculaires. A noter que les auteurs ont fait des expériences sur les chiens ; ils n'ont pas eu recours aux pigeons à cause de la difficulté de pratiquer chez eux une irritation isolée sur chaque canal. Trombetta a formulé aussi une intéressante théorie pathogénique du nystagmus des mineurs et, se fondant sur cette théorie, il a proposé une méthode de traitement[2].

Les sensations tactiles et musculaires, les sensations labyrinthiques de mouvements obéissent, comme on l'a vu, aux lois de l'inertie : quand le mouvement devient uniforme, les sensa-

1. *Clinica Moderna*, 1900.
2. *Clinica Moderna*, 1900, n⁰ˢ 31-35.

tions et les mouvements musculaires qui y sont liés cessent, de sorte qu'on peut dire que nous ne percevons pas le mouvement mais seulement son accélération positive ou négative. Nous verrons que cette considération permet d'expliquer le vertige et le nystagmus dits post-rotatoires. En outre, les trois groupes de phénomènes dont nous avons parlé ont entre eux un lien bien étroit ; leur association constante dans la vie de l'individu ou de l'espèce, destinée à servir à des fonctions déterminées de perception, fait que ces phénomènes se reproduisent ensemble d'une façon presque automatique, même quand l'un des trois groupes ne répond plus à la fonction à laquelle il était originairement destiné. Ce fait se démontre facilement pour ce qui a trait à l'association des sensations labyrinthiques et des mouvements oculaires. Le nystagmus oscillatoire pendant l'accélération de la translation apparaît aussi quand les yeux sont bandés ou que l'individu est devenu aveugle, c'est-à-dire dans des conditions dans lesquelles les oscillations bulbaires ne peuvent plus contribuer à la vision distincte. C'est pourquoi on dit que le nystagmus est un phénomène labyrinthique réflexe, mais, d'après ce que nous avons exposé, il semble plus correct de parler d'association physiologique entre les sensations labyrinthiques et les mouvements oculaires [1].

Les idées d'ordre général que nous avons développées en prenant pour exemple une des formes les plus simples du mouvement, contribuent à éclairer une série variée et complexe de phénomènes d'ordre physiologique et clinique. Ce n'est pas ici le lieu de les exposer en détail ; nous nous bornerons à rappeler ce dont nous devons plus spécialement nous souvenir pour l'étude de la pathologie du labyrinthe.

Nous avons vu que les sensations parties du labyrinthe non acoustique n'entrent pas, à l'état normal, dans le champ de la conscience. Pour que nous puissions connaître l'état fonctionnel de cet organe, il faut que l'excitation qui l'atteint soit exagérée ou pervertie.

On voit alors survenir deux classes distinctes de phénomènes :

1) Les sensations fournies par le labyrinthe non acoustique entrent dans le champ de la conscience dans une mesure exagérée et fausse tandis que sont absentes les sensations tactiles musculaires et visuelles qui, à l'état de fonctionnement normal

---

1. On sait que l'association étroite entre les phénomènes labyrinthiques et les phénomènes moteurs oculaires trouve aussi son explication dans l'anatomie qui démontre l'existence de relations immédiates entre le centre du nerf vestibulaire et les noyaux des muscles moteurs de l'œil.

de l'organe, doivent s'y associer. Le malade a donc des impressions de position et de mouvements de la tête et du corps qui sont fausses parce qu'elles ne répondent pas à la réalité ; le vertige apparaît avec des mouvements compensateurs et d'autres phénomènes qu'il détermine.

2) Les mouvements oculaires qui, à l'état normal, sont associés aux excitations labyrinthiques, sont déterminées par celles-ci, exagérées ou faussées, mais ces mouvements dans ce cas ne remplissent plus leur rôle compensateur.

Le vertige provient donc d'une fausse sensation de mouvement ; mais, comme Stefani le fait très justement remarquer, une fausse sensation de mouvement ne suffit pas à constituer le vertige. Ce dernier existe quand, à la fausse sensation de mouvement vient s'ajouter la perception consciente de cette fausseté et quand nous sommes incapables de la rectifier ; nous sommes donc entraînés irrésistiblement à des mouvements qui, pour corriger nos fausses sensations, viennent, en revanche, compromettre notre équilibre. C'est à cette sensation qu'est lié le sentiment de peine, d'angoisse indicible qui accompagne le vertige [1].

Voyons maintenant comment, pour l'étude, on peut distinguer les phénomènes provenant d'un fonctionnement exagéré ou perverti du labyrinthe non acoustique.

a) Un groupe de phénomènes importants est noté quand on exagère le stimulus propre à l'organe, c'est-à-dire le mouvement ; cela s'obtient plus facilement en provoquant des mouvements angulaires actifs ou passifs de la tête et du corps et en supprimant le contrôle de la vue (phénomènes de Purkinje).

Voyons ce qui se passe dans le cas le plus simple d'un mouvement rotatoire exécuté autour de notre propre axe quand nous sommes assis sur un tabouret tournant, les yeux clos ou bandés [2]. Quand le mouvement rotatoire débute, nous nous sentons nettement tourner dans le plan horizontal, vers la droite, si on tourne à droite, vers la gauche, si on tourne à gauche. Cette sensation qui n'a rien du vertige parce qu'elle correspond à un mouvement réel, persiste tant que la rapidité angulaire augmente et disparaît quand celle-ci devient uniforme (loi de Mach). Quand la rapidité diminue, cette sensation est remplacée par la sensation de rotation en sens inverse, laquelle a son

---

1. Quand on examine les nombreuses définitions qu'on a données du vertige (Cf. SILVAGNI, *La vertigine*, Rome, 1897, p. 11), on trouve qu'elles sont pour la plupart incomplètes et parfois inexactes ; les idées que nous avons exposées sont celles qui répondent le mieux aux faits d'observation.

2. Cf. STEFANI, p. 959, *loco citato*.

maximum d'intensité quand la rotation est brusquement inter-rompue. Cette sensation, fausse, parce qu'elle ne correspond à aucun mouvement, dure quelques secondes, mais disparaît immédiatement, si le mouvement interrompu vient à être repris. Si pendant qu'on a cette sensation, le bandeau est enlevé, la sensation est remplacée par une sensation de rotation dans le même sens des objets qui nous entourent ; le vertige corporel est remplacé par le vertige visuel. Ces sensations sont accom-pagnées des mouvements oscillatoires des yeux qui les accom-pagnent à l'état normal ; les mouvements plus rapides et brusques ont lieu, suivant la règle, pendant le mouvement rota-toire dans la direction même de ce mouvement ; quand celui-ci est arrêté et qu'avec le vertige apparaît la sensation fausse de rotation en sens contraire, les mouvements brusques, irréguliers de nystagmus se produisent en sens contraire du premier. Ce nystagmus normal post-rotatoire se prête très bien, comme nous le verrons, à l'étude clinique.

Le vertige subjectif peut être accompagné de titubation ou de chute et dans les cas graves de nausées et de vomissements.

b) On peut provoquer des sensations labyrinthiques avec les réactions motrices correspondantes en remplaçant le stimulus propre, c'est-à-dire le mouvement, par d'autres, par exemple, par des irritations traumatiques ou pathologiques, des excita-tions mécaniques, chimiques, thermiques, électriques, etc. On connaît les phénomènes de Flourens consécutifs aux lésions des canaux semi-circulaires chez les pigeons ; l'excitation d'un canal produit en même temps des mouvements oscillatoires des yeux et de la tête dans un plan parallèle à celui du canal lésé, avec des roulements du corps et chutes. Les chutes et les roule-ments sont, par suite, les effets des oscillations de la tête et des yeux et se produisent habituellement quand celles-ci ont atteint une certaine fréquence et une certaine intensité et ils se font dans la même direction. Nous verrons que des phénomènes ana-logues s'observent aussi chez l'homme après des traumatismes ou des lésions chirurgicales du labyrinthe ou à la suite de pro-jection d'eau chaude ou froide contre la paroi labyrinthique de la caisse, à la suite de compression des régions cariées de cette paroi, durant les applications de courant galvanique sur les oreilles, etc.

c) Un autre groupe de phénomènes dus à l'absence ou à la perversion de la fonction labyrinthique non acoustique et que les physiologistes ont observés après des lésions expérimentales sur des animaux, dépendent d'une orientation anormale dans le plan de symétrie chez les animaux (positions forcées) et du peu de sécurité de l'équilibre. Stefani les désigne sous le nom de phénomènes de Goltz, du nom de l'expérimentateur qui s'en est occupé avec prédilection. A cette catégorie de troubles appartient l'incertitude dans la station et dans la marche, que nous trouverons chez quelques-uns de nos malades.

d) La suppression des fonctions labyrinthiques provoque aussi des phénomènes moteurs que, selon quelques auteurs, on ne peut subordonner à un trouble de la fonction d'équilibre. Il s'agirait de l'absence de précision dans les mouvements, qui s'accompagne d'une diminution du tonus musculaire. Ewald, qui a étudié avec soin ce groupe de symptômes, pense que le labyrinthe exerce une action tonique ou excitante sur tout le système musculaire (tonus labyrinthique). Nous pouvons nous expliquer ce fait de quelque manière en nous rappelant ce que nous avons dit plus haut, à savoir que pour la perception exacte de la position et des mouvements de la tête et du corps concourent à l'état normal, outre les sensations labyrinthiques, des sensations tactiles et musculaires particulières et des sensations de motricité oculaire. Les sensations labyrinthiques sont donc constamment associées, en plus des phénomènes moteurs oculaires très faciles à démontrer, à des phénomènes musculaires dont l'étude exacte est au contraire de nature beaucoup plus complexe et beaucoup plus difficile [1].

Quant au centre de l'activité fonctionnelle du labyrinthe non acoustique, il est représenté par le cervelet ; l'activité de cet organe serait surtout mise en train par l'excitation labyrinthique et se manifesterait en maintenant les muscles striés en état de tonus coordonné aux besoins de l'équilibre et de l'orientation (Luciani, Stéfani).

Étiologie.

Dans les otites moyennes suppurées vraies, aiguës ou chroniques, le processus morbide n'a pas, en règle générale, de ten-

---

1. Selon Stefani (*loco citato*, p. 1001), le labyrinthe à l'état de veille est en état d'excitation tonique ; de même les sens du toucher, de la vue et le sens musculaire, sont, pendant la veille, en état d'excitation tonique, c'est même ce tonus des sens qui caractérise la veille ; nous sommes éveillés tant que les sens montent la garde. Le tonus normal des muscles serait subordonné au tonus du labyrinthe. Cette supposition est d'accord avec la sûreté de l'équilibre, avec la rapidité avec laquelle nous recouvrons celui-ci, avec le relâchement général de la musculature qui accompagne les vertiges, etc.

dance à envahir les cavités labyrinthiques ; pour que cela arrive, il faut l'intervention de circonstances déterminées. Signalons les suivantes parmi les plus importantes.

1° Phénomènes locaux particuliers.

a) Le Cholestéatome. — On sait que celui-ci peut exister dans la caisse avec ou sans destruction étendue de la membrane. Le mécanisme suivant lequel, dans ces cas, le processus morbide passe de la caisse dans l'oreille interne est, ordinairement, celui de la carie avec usure de régions de la paroi vestibulaire de la caisse à la suite de la compression exercée sur ces régions par les masses cholestéomateuses accumulées. L'invasion secondaire des cavités labyrinthiques se produit au moyen de granulations.

b) Rétention du pus dans la caisse par absence ou insuffisance de perforation du tympan. — Le pus collecté dans la caisse, au lieu de se faire jour vers le dehors, pénètre dans le labyrinthe et produit à l'improviste des phénomènes caractéristiques de la réaction du labyrinthe.

c) Traumatismes et fractures du temporal. — Les germes pyogènes qui arrivent de cette façon dans l'oreille interne peuvent y provoquer la suppuration sans qu'il y ait coexistence ou existence antérieure nécessaires d'un processus réel de suppuration de la caisse.

2° Défaut de résistance organique du malade.

Ce sont les cas de diabète, d'alcoolisme, et même de sénilité, dans lesquels les infections pyogènes ont toujours une marche particulièrement grave avec tendance à envahir les parties voisines.

3° Exaltation de la virulence des germes pyogènes.

Ce type clinique s'observe surtout dans les otites moyennes purulentes de la scarlatine, dans lesquelles habituellement il se produit en peu de temps des destructions étendues par nécrose des tissus.

4° Enfin, *certaines catégories de lésions*, quand elles se déroulent dans la caisse, ouvrent facilement la voie aux germes pyogènes vers le labyrinthe sans que, forcément, les altérations spécifiques s'étendent d'elles-mêmes au labyrinthe : c'est ce qu'on observe dans la tuberculose, le lupus, les tumeurs malignes, surtout les carcinomes de l'oreille moyenne.

En étudiant l'anatomie pathologique des pyo-labyrinthites,

nous verrons que le mécanisme d'invasion du labyrinthe varie suivant la qualité du processus et aussi suivant les modalités de la pénétration.

Anatomie pathologique.

La suppuration du labyrinthe consécutive à des lésions de la caisse, présente, tant au point de vue anatomo-pathologique que sous le rapport clinique une grande variété de formes, surtout selon la nature des lésions, suivant le ou les points de pénétration des agents pyogènes dans les cavités du labyrinthe, suivant la façon dont se fait ultérieurement l'extension de ces derniers dans le labyrinthe lui-même. Quand on pense à la grande diversité de types que peut présenter le tableau pathologique des suppurations de l'oreille moyenne et de la mastoïde, suppurations qu'on commence à peine à connaître, peut-on dire, grâce surtout aux opérations si fréquemment exécutées sur ces régions, on ne sera pas étonné de trouver une variété aussi grande et même plus considérable de formes pathologiques dans les cavités de l'oreille interne; celle-ci est, en effet, un organe d'une contexture compliquée, occupe un poste élevé au point de vue de la différenciation des fonctions et présente des combinaisons variées des divers tissus : osseux, cartilagineux, conjonctif, épithélial, endothélial, nerveux.

Dans l'étude de l'anatomie pathologique des pyolabyrinthites, on peut, d'une manière générale, considérer :

1° Les altérations de la caisse et en particulier celles de la muqueuse qui tapisse la paroi labyrinthique ;

2° Les voies de propagation suivies par les agents pyogènes allant des cavités de l'oreille moyenne à celles du labyrinthe ;

3° Les lésions labyrinthiques ;

4° Enfin les voies suivies par le processus morbide passant du labyrinthe à la cavité cranienne.

1° *Les lésions de la caisse dans les pyo-labyrinthites* varient naturellement avec le processus pathologique qui a causé les lésions labyrinthiques. Comme, le plus souvent, il s'agit d'otites moyennes suppurées à marche chronique, on trouve dans la caisse les altérations inflammatoires, si connues, de la muqueuse ; celle-ci paraît plus ou moins épaissie par suite de l'infiltration de petites cellules et de l'augmentation des vaisseaux sanguins. L'épithélium de revêtement peut être épaissi ou détruit sur un trajet plus ou moins étendu. Ces lésions sont surtout marquées sur la muqueuse qui tapisse la paroi labyrinthique de la caisse ; au niveau des fenêtres ronde et ovale, la muqueuse peut être tuméfiée au point de remplir les loges de ces fenêtres ; sur le promontoire, elle peut égaler en épaisseur celle du promontoire lui-même. Parfois, sur ce tissu, naissent de vrais polypes qui vont jusque dans le conduit auditif externe ; plus tard, nous verrons l'importance que ce fait peut avoir en clinique. Politzer, le premier, signala l'existence, dans la muqueuse du promontoire, de véritables kystes ayant le plus souvent une seule couche d'un épithélium cubique : ils renferment dans une masse hyaline homogène des cellules de formes et de dimensions variées : cellules rondes et grandes cellules avec protoplasma granuleux.

Dans le plus grand nombre des otites moyennes purulentes, le processus pathologique de la caisse n'a pas tendance à se propager au labyrinthe ; dans ces cas, on ne trouve le plus souvent dans le tissu osseux de la capsule labyrinthique qu'une augmentation de vascularisation et une plus grande quantité de cellules rondes dans les canaux osseux. Les lésions sont plus graves et plus profondes quand, pour les raisons que nous avons énumérées autre part, l'affection de la caisse tend à gagner le labyrinthe, c'est-à-dire dans le cholestéatome, la tuberculose, la scarlatine, et dans quelques cas d'affaiblissement de la résistance organique.

Dans le cholestéatome, les inflammations intercurrentes de la muqueuse en relation avec la métaplasie épithéliale provoquent la macération et la destruction des couches superficielles avec formation de granulations et résorption du tissu osseux ; l'usure de ce dernier peut aller jusqu'à dénudation de la paroi osseuse interne du labyrinthe, de telle façon qu'il se produit des perforations plus ou moins étendues. Dans la tuberculose, on peut trouver dans la muqueuse les lésions histologiques caractéristiques, la caséification, les cellules géantes et constater la présence des bacilles spécifiques ; ce sont les lésions histologiques à type dégénératif qui prédominent (Katz[1], Brieger[2], Habermann). Dans plus de la moitié des cas de tuberculose de l'oreille moyenne, il y a, selon Bezold et Hegetschweiler[3], carie de la paroi labyrinthique de la caisse. Un fait caractéristique des lésions tuberculeuses, c'est l'absence d'une ligne de

---

1. Katz. VI⁰ Réunion de la Soc. allemande d'otologie, 1897, Iéna, Fischer, éditeur, p. 25.

2. Brieger. X⁰ Réunion de la Soc. allemande d'otologie, 1901, Iéna, Fischer, éditeur, p. 143.

3. Bezold et Hegetschweiler. VI⁰ Réunion de la Société allemande d'otologie, 1897.

démarcation de l'os carié, malgré la fréquence avec laquelle le promontoire est mis à nu jusqu'au voisinage des fenêtres. De fait, nous verrons que contrairement à ce qu'on croyait autrefois, la nécrose et l'élimination de fragments du labyrinthe sont rares dans le processus tuberculeux.

Au contraire, dans la scarlatine, les nécroses des divers tissus revêtent une forme aiguë; on observe des destructions étendues du tympan, l'élimination et l'exfoliation des grands osselets, des érosions des parois osseuses de la caisse, et dans la mastoïde, la disparition des cloisons intercellulaires. Jansen [1] a constaté dans la scarlatine une tuméfaction considérable de la muqueuse du promontoire, de telle sorte que l'os sous-jacent était comprimé et nécrosé, avec perforation secondaire des fenêtres labyrinthiques. Tous les auteurs sont d'accord pour établir la gravité extraordinaire des otites suppurées de la scarlatine (Lewy [2], Weil [3], Jansen [4]). On sait que dans la scarlatine, il y a une forme de pseudo-diphtérie pharyngienne qui est la cause de l'otite; il faut remarquer ici que dans les otites moyennes suppurées qu'on trouve dans la diphtérie vraie, les lésions secondaires du labyrinthe ne sont pas, pour la gravité, en rapport avec les lésions de l'oreille moyenne.

Lewin [5], dans une série de recherches histologiques faites sur cette question, a vu que les altérations du labyrinthe dans les otites diphtériques étaient rares et peu importantes, quand elles existaient; le plus souvent, elles consistaient en infiltrations de petites cellules et en exsudat purulent peu abondant, surtout dans le limaçon.

Il est nécessaire de remarquer que ce n'est pas toujours le processus morbide de la caisse qui gagne le labyrinthe; il n'est pas rare de voir que le processus spécifique provoque seulement l'ouverture des voies de communication de la caisse avec le labyrinthe, et que les microorganismes de la suppuration banale pénètrent dans la cavité labyrinthique en suivant ces voies. Dans un cas de carcinome de la caisse, étudié par moi, le néoplasme avait corrodé les fenêtres labyrinthiques et le canal semi-circulaire externe, mais ne s'était pas propagé à l'intérieur du labyrinthe, lequel était, au contraire, le siège d'un processus de suppuration. De même, dans les fractures du temporal qui intéressent le rocher, le pro-

---

1. Jansen. Deutsche Klinik, 1901
2. Lewy. Zeitschrift f. Ohrenheilk., tome 44; 1903, p. 369.
3. Weil. Recueil de travaux cliniques, vol. 3, fascic. 5, 1899.
4. Jansen. Loco citato.
5. Lewin. Archiv für Ohrenheilk., vol. 53, p. 8.

cessus purulent dû à la réaction inflammatoire peut se développer seulement dans les cavités labyrinthiques, alors que dans la caisse, ou bien il n'y a d'inflammation d'aucune sorte ou seulement une inflammation légère à type catarrhal.

2° *Voies de propagation de la caisse au labyrinthe.* — Au sujet des voies de transmission du processus pathologique de la caisse au labyrinthe, on a voulu créer une distinction entre les voies anatomiquement préexistantes et les voies pathologiques. Les premières seraient représentées par les fenêtres du labyrinthe, les secondes par les usures et corrosions des parois osseuses. Cette distinction n'a pas de raison d'être, car la propagation se fait *toujours* par les voies pathologiques, même dans le cas où elle se produit par les fenêtres; en effet, celles-ci quand elles sont intactes, forment entre les deux cavités une barrière complète.

Plus justifiée est la distinction faite par Brieger : dans les formes d'otites moyennes aiguës, les voies de propagation peuvent être microscopiques, par exemple de petites érosions du ligament annulaire, peut-être des dilatations vasculaires, etc., tandis que dans les formes beaucoup plus fréquentes de pyolabyrinthites consécutives aux otites moyennes chroniques, les voies de propagation peuvent facilement venir se déceler de façon macroscopique. Il ne faut pas oublier que bien que l'examen anatomo-pathologique ne réussisse pas quelquefois à déceler la voie de propagation, il est possible que celle-ci existe, mais ait échappé à nos recherches.

Toujours à propos des voies d'invasion du labyrinthe, on peut faire une autre distinction : dans les formes d'otite moyenne aiguë, ce sont plutôt les barrières membraneuses (fenêtre ronde, ligament annulaire de l'étrier) qui sont atteintes ; dans les formes d'otites chroniques, ce sont plutôt les barrières osseuses (promontoire, paroi du canal semi-circulaire externe, etc.); cependant, il est bien possible que dans les otites aiguës, il y ait des lésions des parois osseuses.

Une question encore discutée c'est celle de l'existence de communications directes entre les vaisseaux sanguins de l'oreille moyenne et ceux de l'oreille interne et par suite de la possibilité d'une voie de propagation vasculaire. On sait que les affirmations de Politzer au sujet de l'existence normale de ces anastomoses ont été contredites par quelques auteurs et ont été de nouveau corroborées par d'autres, en particulier par Schambaugh [1]

---

1. Schambaugh. Zeitschrift f. Ohrenheilk., vol. 50, p. 327.

pour l'oreille du veau. Selon Brieger, les constatations anatomo-
pathologiques permettent de penser que si ces communications
existent, on ne doit pas leur attribuer beaucoup d'importance
pour la dissémination du processus pathologique.

Ce sont les deux fenêtres labyrinthiques qui ont, indubitablement, l'importance la plus grande comme voies de transmission, et plus particulièrement la fenêtre ovale; puis vient,
par ordre de fréquence, le canal semi-circulaire externe. D'autres
voies moins fréquentes sont représentées par la perforation du

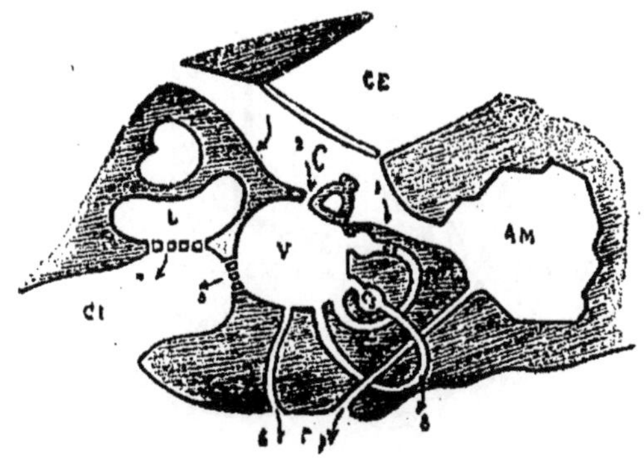

Fig. 5.

Coupe schématique de l'oreille d'après Lermoyez (Bourguet). — Les flèches
indiquent les voies suivies par le pus pour passer de l'oreille moyenne
dans le labyrinthe et du labyrinthe dans le crâne. — *CE*. Conduit auditif
externe. — *C*. Caisse. — *AM*. Antre mastoïdien. — *L*. Limaçon. — *V*. Vestibule. — *CE*. Canal semi-circulaire externe. — *CS*. Canal semi-circulaire
vertical antérieur. — La flèche 7 montre la communication de l'antre
avec la fosse cérébelleuse par le canal pétro-mastoïdien; canal translabyrinthique. — 1, 2, 3 : flèches indiquant les passages habituels tympano-
labyrinthiques du pus; 4, 5, 6, 7, 8 : flèches indiquant les passages habituels labyrintho-crâniens du pus.

promontoire, par le *hiatus subarcuatus* et le canal de même nom,
par l'érosion des canaux semi-circulaires verticaux, par l'érosion
de la paroi du limaçon au niveau de la trompe (Goerke)[1] (voir
fig. 5). La transmission peut se faire aussi par le moyen des cellules
pneumatiques qui, comme nous l'avons vu, entourent la capsule
périotique; celles surtout qui sont placées sur le plancher de la
caisse s'étendent quelquefois dans la direction médiane jusqu'à

1. Goerke. Naturfor scherversammlung, Breslau, 1901.

atteindre le conduit auditif interne. Il peut en résulter, en particulier dans la tuberculose, une usure du limaçon par le bas, ou de l'ampoule du canal semi-circulaire postérieur. Dans les otites aiguës, l'invasion du labyrinthe peut aussi se faire non pas par la voie de l'oreille moyenne, mais, à la suite d'abcès extra-duraux formés profondément, par des lésions de la paroi interne des cavités mastoïdiennes, au niveau de l'angle postéro-supérieur du rocher ; ces abcès provoquent à leur tour des

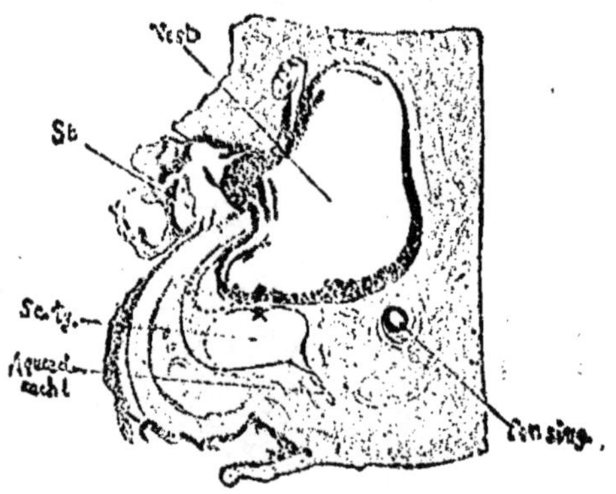

FIG. 6.

Pénétration du processus morbide par la fenêtre ovale (d'après une préparation de Gradenigo). — *St.* Étrier. — *Vest.* Vestibule. — *Sc. ty.* Scala tympani. — *Aqued. cochl.* Aqueduc du limaçon. — *Foramen singulare.*

érosions de la surface de l'os avec ouverture de la branche commune des deux canaux verticaux (Jansen) [1].

Les processus inflammatoires non compliqués qui amènent la perforation de la fenêtre ovale, sont dus à l'ostéite raréfiante avec formation de granulations, lesquelles, débutant ordinairement sur les parois de la loge ou *pelvis ovalis*, gagnent ensuite la périphérie de la fenêtre elle-même, provoquent l'infiltration ou la destruction du ligament annulaire, usent les branches et la base de l'étrier et finissent par la perforer ou la luxer (voir fig. 6); le tissu de granulations pénètre alors librement dans le vestibule par la brèche et donne lieu à des altérations dont nous parlerons ultérieurement. Les mêmes lésions se produisent

1. JANSEN, VII⁰ Réunion de la Société Allemande d'otologie, 1898, Iena, Fischer, éditeur, p. 131.

au niveau de la fenêtre ronde, et il arrive très fréquemment que les deux fenêtres soient perforées.

Le processus de carie qui finit par perforer la partie la plus externe du canal semi-circulaire horizontal, se déroule au contraire au niveau de *l'aditus*, où existent habituellement des conditions mécaniques favorables à la stagnation du pus et à la prolifération des granulations. Dans les formes inflammatoires simples, on note, en même temps que la destruction, la tendance à la néoformation des tissus conjonctifs et osseux.

Les fistules du canal horizontal externe méritent une étude particulière ; nous verrons, dans la partie clinique, que c'est Jansen, le premier qui, se fondant sur les faits constatés à l'opération, attira l'attention sur la fréquence relative de ce genre de lésions. Brieger fait observer qu'elles ont été rencontrées beaucoup moins souvent dans les autopsies. Plusieurs considérations peuvent, à mon avis, être invoquées pour expliquer cette divergence. On peut supposer que parfois, on a interprété comme fistule du canal semi-circulaire externe une ouverture d'une des cellules pneumatiques situées au voisinage immédiat du canal semi-circulaire, ou même on a pris pour une fistule une ouverture de l'aqueduc de Fallope : il est aussi permis de croire que quelques-unes des ouvertures regardées comme pathologiques par les chirurgiens, ont été au contraire le produit artificiel de lésions traumatiques opératoires.

Une autre explication est peut-être la suivante : les fistules du canal semi-circulaire sont trouvées à l'autopsie plus rarement que lors des interventions parce que, dans le premier cas, il s'agit ordinairement de cas avancés de pyo-labyrinthites alors que la labyrinthite a déjà provoqué les complications endocraniennes ; les lésions de la paroi labyrinthique sont alors multiples et étendues ; il est, par suite, difficile de reconstituer les faits initiaux parmi lesquels est placée l'érosion du canal.

Nous avons employé le mot de *fistule*, mais ce terme est impropre, au moins pour la majorité des cas. En pathologie, on entend par *fistule* et *ouverture fistuleuse externe*, un canal qui amène de l'intérieur à l'extérieur les produits de la suppuration : pus et granulations. Les recherches anatomo-pathologiques délicates permettent d'établir, au contraire, que les prétendues fistules du canal semi-circulaire externe, sont provoquées, habituellement, par un mécanisme bien différent. Il s'agit de corrosion du tissu osseux avec dilatation des canaux osseux et infiltration de granulations comme dans la carie simple, ou bien il s'agit encore d'ouvertures consécutives à la séparation de petits segments d'os nécrosé, comme dans la tuberculose et la scarlatine. Il est cependant avéré que dans quelques cas on peut dire qu'il y a réellement fistule des canaux semi-circulaires, quand le processus pathologique ayant pénétré par une autre voie dans la cavité labyrinthique (ordinairement à travers les fenêtres) et s'étant ensuite étendu à l'intérieur du labyrinthe, vient envahir secondairement les canaux semi-circulaires, provoquer l'usure de leurs parois ; le tissu de granulations finit, de cette façon, par se faire jour, soit vers la cavité de l'*aditus*, comme dans le cas du canal semi-circulaire externe, soit vers l'intérieur du crâne, comme lorsqu'il s'agit des canaux semi-circulaires verticaux (Friedrich, Manasse).

Les modes suivant lesquels se produisent les perforations de la paroi labyrinthique varient avec le processus morbide : dans la tuberculose, comme l'a noté Manasse [1], les lésions sont en partie analogues à celles qu'on observe dans les processus inflammatoires lents non compliqués ; en partie, elles ont un caractère spécial : les premières consistent dans la formation de granulations, dans la destruction ou néoformation partielle de tissu osseux ; à cela, viennent s'ajouter les lésions spéciales à la tuberculose. Dans celle-ci, la gravité et la multiplicité des lésions est beaucoup plus grande et, comme le fait remarquer Panse, les perforations du promontoire sont presque spéciales à cette infection.

Barnick [2] a trouvé aussi que dans la tuberculose le promontoire est presque régulièrement le siège d'une résorption lacunaire de l'os aussi bien à la superficie que dans la profondeur, surtout au voisinage des fenêtres labyrinthiques. On est étonné de voir quelle résistance le périoste interne peut présenter dans des cas de ce genre : on observe une prolifération intense de tissu avec formation de cellules géantes, mais, le labyrinthe membraneux peut demeurer indemne pendant longtemps. Plus rare, mais non moins importante à connaître est la propagation à travers le *canalis subarcuatus* qui représente une voie translabyrinthique. Dans un cas de Habermann [3], l'infection des cellules mastoïdiennes s'était avancée jusqu'à la dure-mère par la voie de ce canal ; là elle avait produit un abcès sous-dural et l'érosion du canal semi-circulaire supérieur vertical ; la suppuration de tout le labyrinthe en avait été la conséquence ; puis, du vestibule, la suppuration gagna secondairement la caisse.

1. Manasse. Zeitschrift f. Ohrenheil., 1903, Vol. 14, p. 41.
2. Barnick. Klinische Vorträge.
3. Habermann. Archiv f. Ohrenheilk., vol. 142, p. 128.

Pour conclure, nous pouvons penser que les communications entre la caisse malade et le labyrinthe sont dues à divers mécanismes : à l'ostéite raréfiante dans les inflammations simples, comme dans un cas de diabète soigneusement étudié par Scheibe[1], à la nécrose et au séquestre dans la tuberculose, à l'usure occasionnée par les granulations et par la compression dans le cholestéatome. Les otites moyennes chroniques dans lesquelles la propagation se fait à travers des parties nécrosées de la paroi labyrinthique amènent plus facilement l'abcès labyrinthique ouvert ; les otites aiguës, dans lesquelles la propagation est due à des petits foyers d'ostéite, déterminent de préférence l'abcès labyrinthique clos. Un fait qui est digne de remarque, c'est que dans les processus inflammatoires simples surtout, il y a une tendance prononcée à la néoformation de tissu fibreux et de tissu osseux, comme nous aurons l'occasion de le démontrer en décrivant les modifications constatées dans l'intérieur du labyrinthe ; Zeroni[2] a pu, dans un cas, observer la reconstitution du canal semi-circulaire osseux détruit ; elle se fit par du tissu osseux spongieux de nouvelle formation et qui, par ses caractères, était absolument analogue à celui que divers auteurs ont décrit dans l'otosclérose, avec la différence que, dans la pyolabyrinthite, nous connaissons le stimulus anormal qui provoque la néoformation, alors que dans l'otosclérose cette connaissance nous manque.

Parfois, les voies de pénétration des germes infectieux allant de l'oreille moyenne au labyrinthe sont créées par des traumatismes. Sous ce rapport, il faut distinguer deux variétés. Il peut s'agir : a) de traumatismes opératoires ; b) de traumatismes accidentels.

a) C'est surtout dans les opérations dites radicales, exécutées sur l'oreille moyenne, que le chirurgien peut involontairement amener une lésion de la paroi labyrinthique de la caisse. Le cas le plus fréquent est celui de la luxation de la base de l'étrier hors de la fenêtre ovale, soit que cet osselet demeure ensuite entouré de granulations dans la cavité opérée, soit qu'il soit enlevé en même temps que les végétations. Bien que dans l'opération en question, jusqu'à l'époque la plus récente (où on a de plus en plus senti le besoin de reconnaître par la vue l'état de la paroi labyrinthique et de contrôler l'action des instruments dans la caisse) les instruments furent souvent maniés sans qu'on

1. Scheibe, VII° réunion de la Soc. allemande d'otologie, 1898.
2. Zeroni. Archiv. f. Ohrenheilk., vol. 63, 1904, p. 174.

prît les précautions nécessaires, cependant la luxation ou la sub-luxation de l'étrier hors de la fenêtre ovale se produit incontestablement plus rarement qu'on pourrait le supposer à priori et inversement plus souvent qu'on ne les trouve, pour des raisons évidentes, mentionnées dans la littérature.

Le fait qu'ordinairement, dans les cas d'otite moyenne suppurée, où l'exentération est indiquée, les branches de l'étrier sont détruites déjà en totalité ou en partie par le processus pathologique, ce fait, dis-je, nous explique comment, dans la grande majorité des cas, la base de l'étrier située profondément dans l'étroite loge de la fenêtre ovale, échappe au râclage de la paroi labyrinthique pratiqué à l'aide des curettes tranchantes et échappe aussi à la compression que le protecteur de Stacke exerce, surtout pendant la destruction opératoire de la partie profonde de la paroi du conduit auditif externe. Rappelons à ce sujet que la possibilité de la luxation de l'étrier fut l'argument invoqué par quelques auteurs contre l'emploi du Stacke.

Souvent la sauvegarde de la base de l'étrier est due à ce que, à la suite du processus pathologique qui s'est déroulé dans la caisse pendant de longues années, la paroi labyrinthique est devenue presque lisse et polie: l'usure lente provoquée par la compression exercée par les masses cholestéatomateuses et par les granulations sur les parties saillantes de cette paroi, la néoformation, du fait de la réaction, des tissus conjonctif et osseux dans les régions enfoncées et déprimées, ont en quelque sorte nivelé la paroi labyrinthique.

On sait combien fréquemment il arrive de ne trouver presque plus trace, lors de l'opération, de la conformation normale de cette paroi dont les saillies et les dépressions ont disparu; parfois, on ne peut plus reconnaître l'endroit où était la fenêtre ovale. Au contraire, il y a risque de luxation dans les cas où les altérations de cette paroi ne sont pas très graves, surtout quand l'étrier par sa tête fait saillie en dehors de la périphérie de la loge. Et même dans ces cas, l'instrument qui râcle et comprime provoquera, plutôt que la luxation, la rupture des branches avec luxation ou ablation des branches elles-mêmes et la base de l'osselet continuera à jouer son rôle de protectrice du labyrinthe dont elle empêchera l'invasion.

Dans certains cas particuliers cependant, on produit l'ouverture opératoire de la fenêtre ovale; ordinairement la pénétration soudaine des germes infectieux dans l'oreille interne provoque de graves symptômes de réaction surtout du côté du labyrinthe non acoustique. Comme dans les autres formes de pyo-labyrinthite, la suppuration peut rester circonscrite au labyrinthe ou gagner ultérieurement la cavité cranienne.

Tandis que la fenêtre ronde, grâce à sa situation, est presque soustraite au traumatisme opératoire, on ne peut, par contre, en dire autant du canal semi-circulaire externe qui, par sa convexité, fait saillie vers *l'aditus*. Sans vouloir affirmer, comme quelques-uns, que le plus grand nombre de prétendues fistules de ce canal, signalées comme fait constaté à l'intervention, étaient, au contraire, d'origine artificielle et traumatique, on ne peut nier la possibilité que quelques opérateurs peu prudents ou trop pressés n'aient, dans quelques cas, provoqué l'ouverture accidentelle de ce canal. Cependant la gravité de cette lésion est bien différente de celle de l'ouverture opératoire de la fenêtre ovale; dans ce second cas, le pus peut, de la caisse, envahir la cavité principale et centrale du labyrinthe et de là gagner facilement d'autres parties. Dans le premier cas, il peut arriver que seul le canal osseux soit ouvert, tandis que le canal membraneux échappe à la lésion et de toutes façons, bien que dans les premiers jours il y ait apparition de symptômes de réaction, l'affection reste circonscrite et la guérison se produit.

b) Les fractures de la base du crâne intéressent souvent le temporal ; dans ces cas, la voie de la fracture est d'avance indiquée par quelques régions de moindre résistance, c'est-à-dire : le conduit auditif interne, et le canal du facial (aqueduc de Fallope). Si l'action traumatique est assez puissante, la ligne de fracture se dirige vers le limaçon ; dans le cas contraire, elle dévie vers la cavité vestibulaire. Les canaux semi-circulaires sont le plus souvent atteints par des fêlures secondaires branchées sur les principales. Il est intéressant de noter que les lignes de fracture ne sont pas toujours reconnues facilement sur la table d'autopsie ; comme Scheibe [1] l'a démontré dans quelques cas, seul l'examen microscopique permet de découvrir la solution de continuité de l'os. Le plus ordinairement, la fracture est suivie de la pénétration des germes pyogènes de la caisse dans le labyrinthe et de l'infection secondaire de celui-ci.

3° *Lésions labyrinthiques.* — Nous avons examiné les voies les plus habituelles de pénétration du pus et de granulations de la caisse dans le labyrinthe ; nous allons, maintenant, suivre la marche du processus pathologique dans le labyrinthe lui-même.

Quand l'infection s'étend à travers les fenêtres labyrinthiques

---

1. Scheibe. VIe Réunion de la Société allemande d'otologie, 1897, Iéna, Fischer, p. 64.

où à travers les larges perforations du promontoire, l'espace périlymphatique est rapidement envahi ; quand elle se propage par l'érosion du canal semi-circulaire externe osseux, le périoste interne peut pendant longtemps résister à la pénétration des agents infectieux et protéger ainsi le canal membraneux. C'est pourquoi les érosions du canal semi-circulaire externe ont, en général, un pronostic beaucoup moins grave que les autres variétés de pénétration, car elles se ferment facilement. A cette question vient s'en rattacher étroitement une autre qui, aujourd'hui encore, est l'objet de discussions : une fois que les germes pyogènes ont pénétré dans le labyrinthe, est-ce que les lésions inflammatoires peuvent demeurer limitées seulement à une portion plus ou moins grande de celui-ci ou bien gagnent-elles facilement tout le labyrinthe ? Jansen [1] pense que la suppuration du limaçon peut rester circonscrite vers le vestibule et que, à son tour, la suppuration du vestibule peut demeurer circonscrite vers le limaçon. Dans un de ces cas, Zeroni [2] a vu que les granulations et la destruction du conduit membraneux étaient limitées à une portion du canal semi-circulaire externe ; et même, autant qu'on en pouvait juger, l'ampoule de ce canal était intacte. Inversement, d'autres auteurs, parmi lesquels Boesch [3], pensent qu'une fois que les germes pyogènes ont gagné le labyrinthe, l'inflammation s'étend à tout celui-ci, bien qu'une de ses parties puisse sembler microscopiquement intacte. Selon Scheibe [4], l'examen microscopique d'un labyrinthe qui paraît indemne macroscopiquement, peut révéler l'existence du pus, et, au point de vue fonctionnel, une inflammation purulente légère peut abolir le fonctionnement des épithéliums sensitifs si délicats. De toutes façons, la question, avant de recevoir une solution définitive, exige de nouvelles recherches bien qu'il semble très probable que quand les lésions ont gagné le vestibule ou le limaçon, elles se propagent rapidement à tout le labyrinthe, tandis que, grâce à la conformation anatomique de la région, les lésions qui intéressent une partie des canaux semi-circulaires peuvent rester plus facilement circonscrites.

Dans les cavités labyrinthiques, le processus morbide peut avoir une forme aiguë, subaiguë ou chronique, selon les variétés d'extension et d'association de phénomènes inflammatoires et dégénératifs. Les stades d'inflammation récente ou ancienne se

1. Jansen. Encyclopédie otologique de Blau, p. 202.
2. Zeroni. Arch. f. Ohrenheilk., vol. 63, 1904, p. 171.
3. Boesch. Zeitschrift f. Ohr., 50, p. 337.
4. Scheibe. Société allemande d'otologie, 1898, Iéna, Fischer, éditeur.

trouvent à l'autopsie, le plus souvent les uns à côté des autres avec tous les stades de transition ; et dans un seul et même segment du labyrinthe, le limaçon par exemple, on peut trouver représentées les lésions les plus différentes.

Les phénomènes du début se déroulent dans les espaces péri-lymphatiques et ont surtout un caractère exsudatif, à l'inverse des phénomènes ultérieurs qu'on peut appeler de néoformation ; dans les premiers stades, on trouve donc de la substance hyaline et de la fibrine associées quelquefois à l'infiltration des ligaments par des petites cellules, tandis qu'on ne trouve encore aucune altération de l'épithélium sensitif. Dans quelques cas, on observe aussi à cette période des thromboses et une rupture des petits vaisseaux du périoste interne et destruction de l'endothélium ; habituellement, les lésions sont plus graves dans le vestibule que dans les autres parties du labyrinthe. Des espaces périlympha-tiques le processus, par continuité ou par relations vasculaires, gagne le labyrinthe membraneux et les espaces endo-lympha-tiques, l'exsudation devient franchement purulente : la forma-tion de granulations, la dégénérescence hyaline et la destruction des épithéliums sensitifs viennent alors s'ajouter ; plus tard il y a néoformation du tissu conjonctif jeune et de tissu hyalin. Enfin, à un stade plus avancé, quand l'affection a pris un caractère chro-nique, on trouve une organisation plus complète des vaisseaux, transformation du tissu conjonctif jeune en tissu fibreux cicatri-triciel et néoformation de tissu osseux surtout aux dépens du périoste interne du labyrinthe. Les phénomènes de dégénérescence atteignent non plus seulement les parties molles et l'épithélium, mais encore le tissu osseux qui est détruit, résorbé d'une façon considérable avec formation caractéristique d'ostéoclastes et de lacunes de Howship. Dans le limaçon, il n'est pas rare de trou-ver dans les différents tours de spires les phases diverses du processus que nous avons signalées ; le plus habituellement les stades les plus anciens s'observent aux circonvolutions infé-rieures. Les granulations et le pus se propagent ensuite du lima-çon à l'axe du limaçon, à la lame criblée, au nerf acoustique dans le conduit auditif interne (voir fig. 7).

Manasse [1] a trouvé des gradations dans l'âge des lésions à par-tir de l'oreille moyenne où elles étaient de date plus ancienne, jusqu'au nerf acoustique où elles avaient un caractère d'exis-tence récente. Dans un cas de cholestéatome, le même auteur constata dans le labyrinthe des phénomènes de dégénérescence,

1. Manasse. Zeitschrift f. Ohrenheilk., 1903, vol. 44, p. 41.

alors que dans le nerf acoustique, il trouva des altérations inflammatoires encore récentes.

Nous avons parlé de substance et de tissu hyalins : il sera bon
que nous nous arrêtions un instant à la description de ces altérations, selon les travaux de Manasse.

La substance hyaline est une masse homogène, vitrée, provenant probablement des cellules épithéliales soit par sécrétion,
soit par transformation des cellules elles-mêmes (Recklinghau-

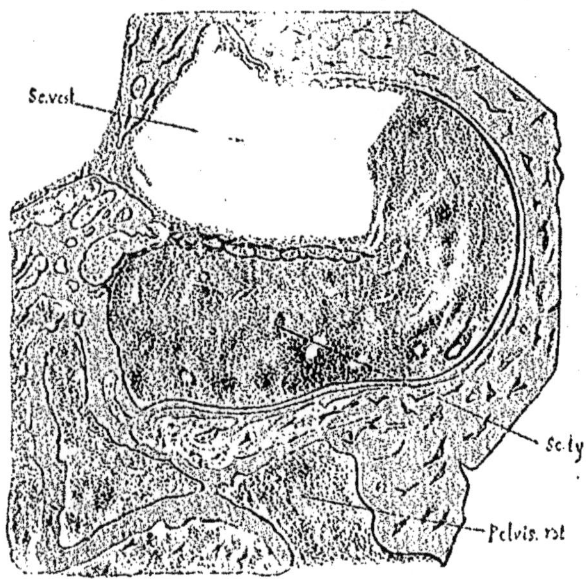

Fig. 7.

Lupus du limaçon (d'après une préparation de Gradenigo). — *Sc. vest.*
Scala vestibuli. — *Sc. ty.* Scala tymp. — *Pelvis rot.* Pelvis rotunda.

sen); il n'est pas impossible qu'à sa formation contribue une
transformation particulière du liquide labyrinthique, comme si
cette substance hyaline était une sorte de condensation de ce
dernier. On trouve la substance hyaline, en petite quantité,
même à l'état normal. Le tissu hyalin est dû à la pénétration de
vaisseaux et de cellules conjonctives jeunes dans cette substance.

Manasse [1] et Friedrich ont décrit dernièrement des formations

1. MANASSE, VI° Réunion de la Société allemande d'otologie, 1897, Iéna,
Fischer, p. 1.

caractéristiques dans le tissu osseux de la capsule labyrinthique :
ce sont les *espaces interglobulaires*. Ce sont des canaux longs,
parfois cylindriques, ramifiés, dont les prolongements communiquent avec les espaces voisins. Leur paroi est formée par de
la substance osseuse solide, de laquelle sortent des globules
osseux qui font saillie dans la lumière des canaux ; ces globules
renferment du cartilage hyalin calcifié. Ce système de canaux
est absolument distinct de celui des vaisseaux sanguins. On les
trouve aussi à l'état normal et il semble que la capsule labyrinthique soit le seul os qui, chez l'homme, présente, même à un âge

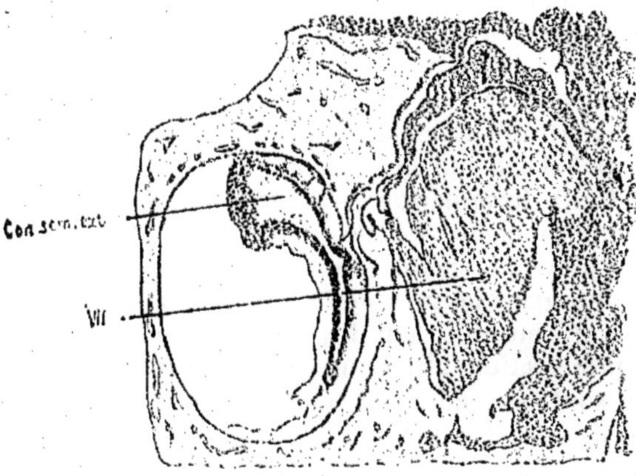

Fig. 8.

Exsudation purulente dans le canal semi-circ. horizontal externe. —
VII : n. facial (Gradenigo).

avancé, ces espaces globulaires cartilagineux que divers auteurs
ont décrits dans le processus d'ossification enchondrale. Dans les
lésions inflammatoires de la capsule périotique, ces canaux subi-
raient une dilatation, mais de nouvelles études sont évidemment
nécessaires pour éclairer la question.

Le processus morbide peut, dans l'intérieur du labyrinthe,
prendre des aspects différents : dans les cas les moins graves, ce
sont les phénomènes de restitution et de cicatrisation qui prédominent : le tissu de granulation s'organise, la production du pus
cesse, il se forme du tissu fibreux et du tissu osseux : la guérison a lieu habituellement avec perte totale ou presque totale des
fonctions du labyrinthe. Dans d'autres cas, la guérison ne survient qu'après élimination spontanée ou artificielle (par l'opération) de segments plus ou moins étendus du labyrinthe nécrosé ;

enfin, dans une dernière catégorie de cas, certainement les plus graves, le processus, après avoir gagné l'intérieur du labyrinthe, s'étend à la cavité cranienne par différentes voies que nous apprendrons à connaître et produit des complications sérieuses, mortelles le plus souvent.

A. *Guérison sans nécrose.* — Nous avons peu de chose à ajouter à ce qui a été dit sur ce mode de terminaison de l'affection : évidemment ce sera la terminaison que nous nous efforcerons d'atteindre par notre traitement. Le processus anatomo-pathologique est celui d'une vraie cicatrisation ; il n'est pas rare que le limaçon reste rempli par un tissu osseux néoformé qui, par ses caractères de structure et de coloration, se différencie nettement du tissu de la capsule périotique. Les canaux semi-circulaires peuvent être tellement envahis par l'os de nouvelle formation, qu'à l'examen macroscopique on n'en trouve plus de vestiges. Cette terminaison est bien connue, parce qu'elle est absolument semblable à celle qu'on trouve fréquemment dans les suppurations labyrinthiques à point de départ endocranien, en particulier dans les méningites cérébro-spinales.

Brieger affirme que dans les processus tuberculeux, les dangers de propagation ultérieure du processus à l'intérieur du crâne ne sont pas aussi sérieux qu'on pourrait le craindre. Même dans cette catégorie d'affections on note une tendance aux processus de réparation qui sont si actifs, qu'ordinairement il se produit une fermeture du segment labyrinthique envahi et la propagation ultérieure est ainsi empêchée.

B. *Guérison après nécrose partielle ou totale du labyrinthe.* — On entend par nécrose la mort complète du tissu osseux avec cessation de la circulation sanguine ; à la périphérie de la partie nécrosée, il y a toujours des phénomènes d'inflammation due à la réaction. La nécrose et l'élimination de tout le labyrinthe sont très rares ; habituellement, une portion plus ou moins étendue de cet organe est seule éliminée par ce mécanisme.

Quelques auteurs ont affirmé que le processus qui donne le plus fréquemment naissance à la nécrose du labyrinthe a un caractère tuberculeux. Bezold [1], qui s'est beaucoup occupé de la question pense, au contraire, que dans ces cas, il ne s'agit pas d'un processus morbide spécial, mais que plutôt on doit rechercher la cause de la nécrose et de l'élimination du labyrinthe

1. BEZOLD. VIᵉ Réunion de la société allemande d'otologie, 1897, Iéna, Fischer, p. 17.

dans le fait que l'otite moyenne suppurée chronique, facteur de la labyrinthite, est complètement négligée par le patient. Aucun des malades observés par Bezold ne présentait les symptômes d'une tuberculose en plein développement et même, comme nous l'avons fait remarquer plus haut, on observe dans la tuberculose de la paroi labyrinthique un phénomène caractéristique : c'est l'absence de lignes de démarcation de l'os carié. L'abondance des granulations qu'on observe ordinairement dans cette catégorie de cas est en relation avec le processus normal de réaction de l'os enflammé.

Je puis, pour mon compte, donner pleine et entière confirmation aux opinions de Bezold ; dans les cas de séquestres labyrinthiques que j'ai observés, on ne pouvait démontrer l'existence de faits de nature tuberculeuse et l'examen histologique des segments du labyrinthe éliminés et des granulations ne permit pas de découvrir les altérations caractéristiques de la tuberculose. La nécrose labyrinthique s'observe, par contre, plus fréquemment dans les otites graves d'origine scarlatineuse.

Sur les neuf cas personnels de Bezold, dans six, le segment éliminé était le limaçon ; dans un cas, c'était le limaçon avec une portion du vestibule ; dans un autre, une région de la paroi vestibulaire et dans le dernier c'était tout le labyrinthe avec une grande partie du rocher. Se fondant sur ces constatations, Bezold est amené à penser que dans les labyrinthites suppurées qui donnent lieu à la nécrose et à l'élimination du labyrinthe, l'invasion des cavités labyrinthiques par les agents infectieux de l'oreille moyenne suit la voie de la fenêtre ronde. Dans ces faits de pyolabyrinthite qui, comme nous le verrons, s'étaient depuis déjà longtemps imposés à l'attention des otologistes de par leur symptomatologie caractéristique, la guérison se produit ordinairement après élimination du fragment osseux nécrosé, mais les fonctions labyrinthiques demeurent définitivement abolies [1].

Avant de passer en revue les différentes voies suivies par le processus infectieux pour passer du labyrinthe dans le crâne, il sera utile de dire quelques mots des lésions labyrinthiques consécutives aux fractures et au carcinome. Dans les cas de commotion labyrinthique sans fracture, autant qu'on peut le conclure

1. Citons comme un fait curieux que Körner, à la Réunion de la société otologique allemande (1897), présenta un crâne d'enfant montrant une nécrose bilatérale symétrique de toute l'apophyse mastoïde et du labyrinthe. Ce crâne faisait partie de la collection de l'Institut d'anatomie de Francfort et avait été décrit en 1801 par Wenzel.

des recherches histologiques soigneuses de Barnick [1], on ne trouve dans le labyrinthe lui-même rien de pathologique ; par contre, on trouve des hémorragies dans les étroits canaux osseux à travers lesquels passent les filets nerveux pour se rendre aux crêtes ampullaires et aux *maculæ* et dans le tronc lui-même du nerf auditif, dans le conduit auditif interne. Dans les cas où le traumatisme avait déterminé des fêlures de la capsule labyrinthique, et où les malades étaient morts peu de temps après l'accident, on trouva aussi des hémorragies dans les espaces endolymphatiques. Les constatations les plus importantes sont celles faites sur des sujets morts quelque temps après le traumatisme, de telle sorte que les processus de réaction et de réparation avaient pu commencer à entrer en jeu. Dans un premier cas de Politzer [2], il y avait eu un épanchement hémorragique dans les deux labyrinthes, lequel d'un côté s'était transformé en suppuration. Dans un second cas, dans lequel la mort n'était survenue que cinq semaines après le traumatisme, il n'y avait presque plus de traces de sang à l'état libre dans les labyrinthes, mais seulement des phénomènes de suppuration. Des cas analogues ont été décrits par Thiéry [3], Passow [4], Scheibe [5]. Dans un cas de Scheibe, il y avait hémorragie seulement dans l'oreille moyenne ; dans le labyrinthe, il existait des altérations inflammatoires peu graves, mais très manifestes dans le limaçon et les canaux semi-circulaires, tandis que le vestibule était indemne. De même que dans les autres formes de pyolabyrinthite, dans la forme traumatique, l'inflammation était irrégulièrement répartie dans le limaçon ; dans toutes les spires, il y avait une sécrétion purulente, mais dans la circonvolution basilaire il y avait aussi du sang et de la lymphe coagulée ; dans les rampes tympanique et vestibulaire, il y avait du pus ; et dans la rampe cochléaire, il y avait de la lymphe coagulée et du décollement épithélial.

Chez un deuxième malade de Scheibe mort de méningite par fracture de la base et fêlure du labyrinthe, il existait déjà, au moment de la nécropsie, des signes de cicatrisation de la fracture ; Bergmann remarque même que, dans ces cas, la consolidation se fait rapidement non par du tissu fibreux, mais par du tissu

1. Barnick. Arch. f. Ohrenheilk., vol. 38, 1897, p. 23.
2. Politzer. Arch. f. Ohrenheilk., vol. 2, 1897, p. 88.
3. Thiéry. Arch. f. Ohrenheilk., vol. 30, 1890, p. 165.
4. Passow. Die Verletzungen des Gehörganes, Wiesbaden, Bergmann, édit., 1905.
5. Scheibe. *Loco citato.*

— 51 —

osseux. En outre, on constatait des granulations et du pus iné-
galement répartis dans le limaçon ; peu de pus dans le vestibule ;
de la lymphe coagulée dans ce dernier et dans les canaux semi-
circulaires. Les produits de l'inflammation avaient envahi aussi
le conduit auditif interne et provoqué la compression du facial.

Quant aux lésions labyrinthiques dans les cas de carcinome de la
caisse, il est important de noter que le carcinome ne présente pas
habituellement de tendance à envahir les cavités du labyrinthe;
mais, quand le néoplasme a ouvert les voies de pénétration dans
le labyrinthe, il se produit dans ce dernier des lésions banales
de suppuration. Sous ce rapport, deux cas, étudiés avec soin par
Manasse et un cas par moi, sont très concluants. Dans le premier
cas de Manasse [1], on trouvait des graves lésions destructrices de
la circonvolution basilaire du limaçon, mais, dans la cavité labyrinthique, on ne remarquait pas d'éléments néoplasiques. Dans le
second cas de Manasse, il y avait dans le limaçon de la dégénérescence hyaline, de la néoformation conjonctive et osseuse et
d'autres altérations ayant un caractère inflammatoire banal ; ces
constatations ne présentaient rien de spécifique pour le carcinome.

Dans un cas que j'ai décrit [2] et dans lequel le carcinome avait
détruit presque entièrement le pavillon, l'oreille externe et
l'oreille moyenne, il existait une arrosion du canal semi-circulaire externe ; les canaux semi-circulaires membraneux, l'utricule
et le saccule étaient complètement détruits et les cavités osseuses
correspondantes étaient pleines de pus, qui s'étendait en avant
dans la rampe vestibulaire, le long de la moitié inférieure de la
circonvolution basilaire en infiltrant dans cette région le ganglion
de Rosenthal et la rampe cochléaire. Il n'y avait, dans toute
l'oreille interne, aucune trace d'infiltration cancéreuse.

4° *Voies de propagation du processus pathologique du labyrinthe à la cavité cranienne* (Voir fig. 5). — Dans un certain
nombre de cas, le processus purulent du labyrinthe ne guérit
pas ou ne guérit que d'une façon incomplète dans les cavités labyrinthiques, mais s'étend au contraire à l'intérieur du
crâne et provoque de graves complications. Les voies de propagation peuvent être différentes. D'après soixante-cinq cas, recueillis par Boesch et dans lesquels on put déterminer la voie suivie
par la suppuration labyrinthique pour envahir la cavité cranienne, cette voie était représentée :

1. MANASSE. VIIe Réunion de la société allemande d'otologie, Iéna, Fischer, 1898, p. 109.
2. GRADENIGO. IVe Congrès internat. d'otologie, 1889. Bruxelles, p. 238.

Par le conduit auditif interne.............. dans 49, 2°/₀ des cas
— l'aqueduc du vestibule................ — 33, 8°/₀ —
— le conduit auditif interne et l'aqueduc du
vestibule............................ — 1, 5°/₀ —

Il est probable que des observations ultérieures modifieront ce coefficient de fréquence des diverses voies de transmission, surtout en attribuant une plus grande importance à l'aqueduc du limaçon dont la participation au processus pathologique est la plus difficile à vérifier.

Notons que toutes les voies susindiquées conduisent dans la fosse cranienne postérieure, de même que la fistule des canaux semi-circulaires. Le danger d'infection intracranienne n'est pas le même pour tous les segments du labyrinthe : le pus parti du limaçon ne peut gagner que le conduit auditif interne, tandis que du vestibule, il peut s'étendre à ce conduit le long du nerf vestibulaire, gagner aussi le canal endolymphatique et le saccule, le canal semi-circulaire vertical supérieur. Il n'est pas impossible que le pus venu de la caisse puisse arriver au conduit auditif interne, sans passer par le labyrinthe. Pour ce faire, il passera dans l'aqueduc de Fallope le long du facial. De même, l'infection de la mastoïde peut suivre la voie translabyrinthique représentée par le *canalis subarcuatus*, et la veine de ce canal peut aller infecter le sinus pétreux supérieur dans lequel elle se déverse le plus souvent.

Par le conduit auditif interne, les méninges peuvent être facilement infectées (leptoméningite purulente) ainsi que le cervelet (abcès cérébelleux). Les leptoméningites provoquées par infection de la face postérieure du rocher peuvent se transmettre facilement à la moelle.

Une autre voie assez fréquemment suivie par le processus et dont on n'a reconnu l'importance que tout dernièrement, c'est l'aqueduc du vestibule. Comme nous l'avons vu, il conduit à un sac clos, *le saccule endolymphatique*, placé entre les deux feuillets de la dure-mère, à la face postéro-inférieure du rocher.

Le fond du saccule est en voisinage immédiat avec le sinus latéral et la veine de l'aqueduc du vestibule, laquelle passe dans un canalicule osseux isolé, se déverse dans le sinus latéral ; ces deux faits expliquent comment peut se produire l'infection de ce sinus à la suite de celle de l'aqueduc et du saccule.

Les pyolabyrinthites qui ont provoqué l'infection du saccule endolymphatique et qui sont citées dans la littérature, étaient toutes consécutives à des otites moyennes suppurées à marche chronique ; dans tous les cas, les altérations dues à la suppuration avaient atteint un degré très considérable dans les cavités du labyrinthe. Il semble qu'avec Boesch[1], auteur d'un travail récent et important sur la question, on peut admettre que lorsque la pyolabyrinthite présente de phénomènes ayant surtout un caractère de néoformation, tels que : granulations abondantes et prolifération de tissu conjonctif, la lumière du premier segment de l'aqueduc est obstruée et l'infection ne se propage pas le long du canal jusqu'au saccule ; quand, au contraire, les lésions destructives prédominent dans le vestibule, cette propagation se fait plus facilement parce que la perméabilité du canal est augmentée.

Dans la région du saccule, on constate parfois des lésions intéressant soit le tissu osseux, soit le saccule et les méninges. Dans le premier cas, à la surface du rocher, on trouve des tractus de carie propagée du vestibule. Quand le pus venant du labyrinthe atteint le saccule en passant par le *ductus*, il y provoque un empyème qui peut avoir les dimensions d'une cerise (Schultze[2]). Horne, se fondant sur un cas qu'il a observé, pense que l'abcès ne reste pas circonscrit au saccule lui-même, mais que, par la rupture des minces parois de celui-ci, le pus se déverse entre les deux feuillets de la dure-mère ; on aurait ainsi l'*abcès interdural*. Quand c'est le feuillet dure-mérien adhérent à l'os qui vient à être perforé, on a l'abcès *extradural* ; si c'est le feuillet interne moins résistant, on a l'abcès *intradural*. Dans la majorité des cas, l'infection du saccule est suivie de la pachyméningite cérébelleuse avec formation d'adhérences de la pie-mère et abcès cérébelleux secondaire. C'est justement l'abcès cérébelleux qui représente la plus fréquente des complications intracraniennes de l'empyème du saccule : d'après la statistique de Boesch, basée sur vingt-un cas, on eut :

Abcès extradural................	1	cas soit	4,	5°/₀
Méningite purulente.............	3	» »	13,	6°/₀
Méningite et thrombose du sinus...	4	» »	18,	1°/₀
Méningite et abcès cérébelleux.....	3	» »	13,	6°/₀
Abcès cérébelleux................	10	» »	45,	5°/₀

Donc, dans 59 °/₀ de la totalité des cas, on constate un abcès cérébelleux.

On peut admettre la possibilité, qui n'est pas encore démontrée de façon certaine, qu'une infection purulente puisse atteindre

---

1. Boesch. Zeitschrift. f. Ohrenheilk., vol. 50, p. 337,
2. Schultze. Archiv. f. Ohrenheilk., vol. 57, p. 67.

— 54 —

le saccule par une voie non labyrinthique, c'est-à-dire, en
venant directement de l'antre ; par suite de l'infection de la
mastoïde et de la carie de la paroi postérieure de l'apophyse,
le pus se propage le long de la face postérieure du rocher, arrive
jusqu'au saccule en provoquant l'inflammation de ce dernier.
Jusqu'à présent, il n'y aurait que deux observations qui parleraient
en faveur de ce mode de propagation ; elles sont dues à Kümmel
et à Muck ; mais comme aucune d'elles n'a été contrôlée par la
nécropsie, nous ne pouvons pas exclure la possibilité que, dans
ces cas, au lieu d'un empyème du saccule, il se soit agi de l'inflammation de simples cellules pneumatiques périlabyrinthiques.

Symptomatologie

Les symptômes qui accompagnent les pyo-labyrinthites sont
en rapport soit avec des modifications des fonctions labyrinthiques
(*symptômes fonctionnels*) soit avec l'existence d'altérations de
nature variée siégeant aux régions voisines.

Les *symptômes fonctionnels* peuvent à leur tour être divisés
en deux groupes, suivant qu'ils concernent *la fonction acoustique*
ou la *fonction non acoustique* du labyrinthe.

Les autres symptômes peuvent se rapporter ; a) à des lésions
de la paroi labyrinthique de l'oreille moyenne : b) à des lésions
à distance, surtout endocraniennes, lesquelles, ainsi que nous le
verrons, accompagnent très souvent les pyo-labyrinthites. Enfin
c) une dernière catégorie de symptômes peut être mise en relations
avec l'existence d'un foyer purulent de l'intérieur du temporal.

Il y a lieu ensuite, pour chacun des groupes qui se rapportent
aux fonctions labyrinthiques, de distinguer : a) des symptômes qui
sont la manifestation d'une irritation fonctionnelle des organes :
b) des symptômes qui sont la conséquence de l'absence ou de l'abolition de la fonction et parfois le résultat du fonctionnement
concomitant et prédominant de l'autre oreille, normale ou moins
malade.

Comme nous aurons l'occasion de le voir, il n'est pas toujours
possible de faire une distinction bien tranchée entre les symptômes dus à l'irritation et ceux dus à l'abolition, surtout en ce
qui regarde le labyrinthe non acoustique.

En étudiant l'anatomie pathologique, nous avons vu que les
voies d'invasion labyrinthique par le processus morbide de
l'oreille moyenne, la localisation de celui-ci dans la cavité du
labyrinthe, la modalité de la marche, la qualité des lésions,

diffèrent considérablement dans chaque cas particulier. Il est naturel qu'à cette variété corresponde une variété semblable dans les types cliniques des suppurations du labyrinthe, types cliniques que, n'hésitons pas à l'avouer, nous commençons maintenant à entrevoir à peine. D'autre part, il est certain que l'étude approfondie des altérations fonctionnelles dans les divers types, est destinée à jeter un jour considérable sur l'obscurité qui règne encore au sujet de points nombreux de la physiologie labyrinthique.

Nous énumérerons d'abord les symptômes principaux ; nous chercherons ensuite à les grouper de manière à édifier quelques-uns des types cliniques les plus fréquens.

A. — Symptômes fonctionnels. — I. *Sens de l'ouïe*. On les différencie en symptômes d'irritation et en symptômes d'abolition de la fonction auditive.

a) Symptômes d'irritation fonctionnelle auditive. — α) *Bruits subjectifs continuels*, de tonalité variée, généralement de trois ou quatre sortes différentes ; le patient les localise tantôt dans l'intérieur de l'oreille elle-même, tantôt, et d'une manière vague, dans l'intérieur du crâne.

Le caractéristique des bourdonnements dus à la labyrinthite est d'être continuels, tandis que, on ne l'ignore pas, les bruits causés par des troubles de l'oreille moyenne ou par des phéno-mènes vasculaires, peuvent être nettement intermittents.

Les bruits provoqués par la labyrinthite sont, ordinairement, de différentes natures et ont souvent un caractère musical. En dehors du bourdonnement typique, correspondant à l'ut 4 et à l'ut 5 de la gamme, en dehors des bruits à timbre peu élevé, comme celui d'une chute d'eau, du souffle du vent dans les arbres, les malades perçoivent dans les labyrinthites des bruits plus caractéristiques, qui ne sont jamais ou presque jamais signalés dans les affections prédominantes de l'oreille moyenne, tels sont : tintement de cloches lointaines, bruits de trompettes, pépiement d'oiseaux etc., bruits qui, de par leur tonalité, sont répartis sur des segments différents de la gamme. Il semble certain que ces bruits puissent être provoqués de la même manière par l'irritation du nerf cochléaire ou de ses centres. La démonstration de ces faits nous est donnée par le petit nombre de cas dans lesquels, pour combattre justement des bruits particulièrement intenses et angoissants, on pratiqua la section du nerf acoustique dans l'intérieur du crâne. Chez les

malades, peu nombreux du reste, qui ont survécu à cette intervention audacieuse, les bruits persistèrent, après la section,
avec la même intensité qu'auparavant. D'autre part, on trouve,
bien que rarement, des cas dans lesquels les bruits disparurent
tout à fait après que le labyrinthe eut été détruit par un processus pathologique à marche rapide.

Les bruits subjectifs de la pyo-labyrinthite peuvent atteindre
des intensités extraordinaires, capables de priver le malade du
sommeil; ils peuvent se produire sous forme d'accès très pénibles.

Quand les bruits, au lieu de correspondre à des sons musi-
caux élémentaires prennent le caractère de voix, de mélodie ou
d'harmonies compliquées, il faut admettre la participation des
centres cérébraux. Il n'est pas rare, cependant, de voir que,
comme substratum de ces hallucinations acoustiques complexes
de caractère psychique, il existe un bruit subjectif élémentaire
dû à la labyrinthite et alors l'amélioration des lésions périphériques qui peut atténuer les bruits est aussi capable de faire
disparaître les illusions et les hallucinations acoustiques [1].

β) Un autre symptôme d'irritation acoustique dans les pyo-
labyrinthites consiste dans les *déformations particulières des
sons objectifs*. Ces déformations peuvent être l'apparition de
sons surajoutés ayant le plus souvent un caractère métallique,
accompagnant les sons objectifs et en particulier, dans des cas
isolés, quelques groupes de sons objectifs appartenant à des
octaves déterminés. Dans d'autres cas, on a le phénomène de la
diplacousie vraie, sur l'interprétation de laquelle on discute
encore aujourd'hui et qui, de toute façon, ne semble pas avoir
la même genèse dans tous les cas. Un son objectif perçu correctement par une oreille est perçu par l'oreille malade sous une
hauteur de timbre différente, de telle sorte que le patient entend
avec ses deux oreilles, soit dans la voix d'une personne qui lui
parle, soit dans les accords d'un orchestre ou d'une fanfare, les
combinaisons les plus désagréables.

Il est bon de faire remarquer que les déformations des sons
objectifs avec bruits métalliques surajoutés et la diplacousie,
sont des phénomènes qu'on trouve dans les lésions du labyrinthe non suppurées et à marche lente, beaucoup plus fréquemment que dans les suppurations labyrinthiques.

b) SYMPTOMES DE DIMINUTION OU D'ABOLITION FONCTIONNELLE DE
L'OUIE. — On sait que dans les affections labyrinthiques, en géné-

---

1. Consulter à ce propos le mémoire : PETTAZZI, Contributo allo studio
delle allucinazioni acustiche, etc., *Archivio Ital. di Otologia*, vol. X, p. 385.

ral, la diminution de l'ouïe offre des caractères fonctionnels qui permettent de la différencier de la diminution provoquée par des lésions de l'appareil de transmission (oreille externe et oreille moyenne).

Il serait trop long d'exposer en détail les différentes méthodes d'examen fonctionnel de l'ouïe, dont quelques-unes fournissent des résultats dont l'interprétation est aujourd'hui encore controversée. Nous nous bornerons donc à indiquer sommairement les principales méthodes de recherches.

α) *Examen par la parole.* — Dans les pyo-labyrinthites, la diminution de l'ouïe est habituellement d'un degré très élevé et souvent, il est impossible de démontrer avec certitude l'existence d'une perception auditive quelconque. Comme quand on exécute l'examen par la parole ordinaire, l'autre oreille ne peut être mise hors de cause, il faut, dans les cas d'affection unilatérale, avoir recours uniquement à la voix chuchotée d'intensité moyenne.

A ce sujet, il est bon de se rappeler que les paroles chuchotées avec force auprès de l'oreille malade peuvent être perçues par l'autre oreille si elle est normale, même malgré qu'on ait pris soin de fermer son méat à l'aide de coton humide ou à l'aide du doigt.

Quand la surdité n'est pas trop considérable, on peut, dans les affections labyrinthiques, noter la prédominance de la diminution d'audition pour les phonèmes vocaux de tonalité aiguë (S, *schi*).

β) *Examen à l'aide de la montre.* — En général, dans les affections labyrinthiques, la montre n'est pas du tout entendue, ni par voie aérienne ni par voie cranienne. Il faut, dans cet examen, se rappeler aussi que surtout lorsqu'on emploie une montre à fort mouvement et qu'il s'agit d'un individu jeune, le son peut être perçu par l'autre oreille grâce à la transmission osseuse lorsqu'on applique la montre à la mastoïde ou à la région temporale. Il ne faut donc pas négliger de demander au malade, dans chaque cas, s'il localise la sensation auditive à l'oreille examinée ou à celle du côté opposé

Dans l'examen fonctionnel par la montre, il est nécessaire de penser toujours à la possibilité d'une autre cause d'erreur due à ce qu'on appelle *l'ombre sonore*, sur laquelle Longhi eut le mérite d'attirer le premier l'attention. Plus tard, Guye étudia ce phénomène. Quand on examine l'audition à l'aide d'une montre à mouvement moyennement fort, en la déplaçant sur le prolongement de l'axe du conduit auditif externe de l'oreille malade, il peut arriver que le son soit perçu dans une première zone de quelques centimètres au voisinage de l'oreille atteinte elle-même ; au fur et à mesure que la distance s'accroît, il cesse d'être perçu dans une deuxième zone intermédiaire et enfin il est encore de nouveau entendu, plus loin, dans une troisième zone. On peut démontrer que cette dernière zone de perception n'appartient pas à l'oreille malade examinée, mais bien à l'oreille intacte du côté opposé, quand son méat n'est pas maintenu fermé et quand certaines circonstances favorables du milieu ambiant viennent y contribuer ; ce n'est pas ici l'endroit de nous appesantir sur ces dernières.

γ) *Examen à l'aide de l'acoumètre de Politzer.* — Les résultats sont analogues à ceux obtenus à l'aide de la montre, la tonalité du son dans cet appareil étant semblable à celle de la montre. On doit pouvoir, pour cet examen encore, exclure avec certitude la perception de la part de l'oreille non malade.

δ) *Examen à l'aide des diapasons.* — Les diverses expériences que l'on peut faire au moyen des diapasons (quand, bien entendu, l'acuité auditive n'est pas totalement abolie) permettent dans les cas de pyo-labyrinthite de reconnaître que le défaut d'audition doit surtout être rapporté à l'appareil de perception et est plus manifeste pour les sons de la partie élevée de la gamme. Le Weber (diapason au vertex) est habituellement latéralisé à l'oreille intacte ou à celle qui est le moins malade, le Schwabach est diminué, le Rinne est positif. Au sujet du Weber, il est bon de savoir que dans des cas assez nombreux de pyo-labyrinthite unilatérale, les auteurs ont constaté que le son du diapason-vertex était localisé par le malade justement du côté atteint, que d'autres expériences montraient cependant privé de toute faculté d'audition. Sans entrer ici dans l'examen détaillé des causes qui furent, l'une après l'autre, mises en avant pour expliquer ce curieux phénomène, nous nous bornerons à rappeler la possibilité de ce fait paradoxal et à affirmer que le Weber, employé seul, n'a pas toujours une valeur diagnostique certaine. Par contre, dans une autre série de cas, l'épreuve de Weber acquiert une importance capitale ; c'est justement chez les malades pour lesquels la latéralisation du diapason-vertex se faisait au début, à la période de l'otite moyenne suppurée non compliquée, du côté de l'oreille atteinte et plus tard au contraire, pendant le cours de l'affection, passe à l'oreille intacte, alors qu'il y a des raisons de croire que le processus pathologique de la caisse a gagné la cavité du labyrinthe.

En ce qui concerne le Rinne, il faut signaler une cause d'erreur possible, sur laquelle j'ai insisté dans un autre travail [1] ; dans la surdité très considérable et aussi dans la surdité complète due à la pyo-labyrinthite, il peut arriver que le malade assure qu'il perçoit plus longtemps le son d'un diapason bas (32, 48, 64, 96 vibrations) lorsque le pied de l'instrument est appliqué sur la mastoïde que lorsque les extrémités des branches vibrantes sont tenues devant le conduit ; on a ainsi le Rinne dit *négatif*. Dans ces cas, ce phénomène n'est qu'apparent et provient de ce que le patient mal accoutumé à l'analyse de ses propres sensations, confond avec les vibrations sonores le tremblement tactile transmis aux os du crâne par le pied du diapason. Dans d'autres cas, le malade perçoit réellement une impression auditive, mais celle-ci, sans qu'il s'en rende compte, est transmise à l'oreille intacte à travers les os du crâne.

L'ombre sonore dont nous avons parlé au sujet de l'examen de l'audition à l'aide de la montre peut, dans l'examen au moyen des diapasons, donner naissance à d'autres causes d'erreur ; c'est, nous le savons, la perception du son par l'oreille saine non examinée, même quand son méat est maintenu obturé. Par des expériences faites sur des sujets atteints de surdité totale d'un côté par suite de formation de séquestre et élimination consécutive du limaçon ou de tout le labyrinthe, j'ai pu, il y a déjà quelques années, déterminer avec exactitude pour les divers diapasons le *champ auditif apparent* de l'oreille atteinte de surdité [2] ; en réalité, ce champ auditif appartient à l'oreille saine. Ces résultats furent confirmés plus tard, dans leurs parties essentielles, par Bezold.

D'une façon générale, on peut dire que dans les épreuves faites au moyen du diapason, l'élimination de l'autre oreille est d'autant moins complète que le ton que l'on emploie est plus aigu. Donc, dans l'examen par le diapason, il est nécessaire de tenir compte du fait que l'oreille atteinte peut présenter un champ auditif seulement apparent ; pour déterminer ce phénomène

---

1. GRADENIGO. *Le manifestazioni auricolari dell'isterismo*, Turin, Unione tipograf., édit.

2. Par *champ auditif*, il faut entendre l'extension de l'ouïe sur tout le parcours de la gamme des tons ; pour désigner la portée de l'ouïe dans l'espace, il est plus correct d'employer la dénomination d'*horizon auditif*. Comparer à ce sujet : GRADENIGO. *Trattato sulla patologia delle prime vie aeree e dell'orecchio*, Torino, Lattes, édit., 1903, p. 158 et suivantes. — GRADENIGO.

on peut avoir recours à un artifice particulier dit de Dennert-Lucæ; il consiste à obturer d'une façon constante pendant l'examen, soit avec le doigt, soit avec du coton, le méat de l'oreille saine ou moins malade, tandis qu'on fait les essais avec différents diapasons dont les extrémités des branches sont tenues devant le méat de l'oreille plus sourde qu'on veut examiner; on a soin alors d'ouvrir et de fermer alternativement avec le doigt ce méat et de déterminer si le sujet perçoit le son de façon égale, que le conduit soit ouvert ou obturé. Dans ce dernier cas, on peut affirmer que la perception n'est pas le fait de l'oreille examinée, mais bien celui de l'autre. Si, au contraire, les sons ne sont perçus que dans les intervalles d'ouverture du méat, cela nous démontre que c'est l'oreille examinée qui les perçoit.

La méthode que nous venons d'indiquer, qui donne de bons résultats pour découvrir le champ auditif apparent, ne permet pas, évidemment, d'affirmer la surdité complète, absolue. Il peut, en effet, arriver que l'oreille malade ne soit pas du tout sourde, mais, que la diminution de son audition ait atteint un degré si élevé que le *seuil pathologique* soit supérieur au *seuil physiologique* de l'autre oreille supposée normale, bien que ce dernier *seuil* ait été artificiellement surélevé par l'occlusion du conduit et par l'interposition de la tête du sujet entre la source du son et le méat. L'oreille malade semble alors tout à fait sourde bien qu'au contraire, elle conserve quelques traces d'acuité auditive.

L'exécution correcte de l'expérience de Dennert-Lucæ est un peu compliquée, d'autant plus que pour l'occlusion d'un des conduits on est obligé d'avoir recours à l'aide du patient lui-même ou d'un assistant. Depuis longtemps, j'emploie avec de bons résultats un artifice analogue mais dont l'exécution est plus simple. Comme on l'a déjà vu, le champ auditif apparent s'applique surtout aux diapasons aigus ut³, ut⁴, ut⁵. Ayant fermé avec soin le méat de l'oreille saine ou moins malade, je fais vibrer fortement un des diapasons aigus sus-indiqués et le maintiens immobile en l'air dans la ligne médiane juste au-dessus de la tête du patient; quand ce dernier dit qu'il ne perçoit plus le son, je porte rapidement le diapason, qui vibre encore, au-devant du méat de l'oreille supposée sourde et qui est demeurée ouverte. Si le son est perçu, cela nous indique qu'il l'est, et avec certitude, de ce côté-là. En effet, au moment où le malade disait ne plus percevoir le son, l'intensité de celui-ci était descendue pour le son,

Les maladies du labyrinthe et du nerf acoustique, in *Handbuch d. Ohrenheilkunde* de Schwartze, vol. II; Bezold, *Zeitschrift f. Ohr.*, vol. 29, p. 1.

venant de la ligne médiane de la tête, au-dessous du seuil de
l'autre oreille dont le méat était fermé ; l'intensité sera devenue
inférieure à ce seuil encore plus, alors que le diapason est tenu
non plus sur la ligne médiane, mais devant l'autre conduit, avec
interposition de toute la tête, et d'ailleurs les conditions de perception pour l'oreille la plus sourde se seront améliorées dans
le même temps. Cependant, même avec cette méthode d'examen,
nous ne pouvons pas affirmer la surdité complète pour les diapasons aigus, parce que le seuil pathologique de l'oreille examinée
peut être supérieur au seuil physiologique de l'autre oreille bien
que celui-ci ait été artificiellement surélevé.

Nous sommes donc amenés à la conclusion suivante : que malgré les artifices qui peuvent servir à reconnaitre et à mesurer le
champ auditif apparent pour les sons des diapasons aigus, nous
ne pouvons arriver à exclure totalement de l'examen l'autre
oreille ; il n'y a donc pas de moyen qui permette d'établir avec certitude la surdité complète de l'oreille malade pour les tons aigus
quand l'autre est normale ou ne présente que de faibles degrés de
surdité.

Labyrinthe non acoustique. — Nous avons vu que même
à *l'état physiologique* les fonctions du labyrinthe non acoustique offrent une grande complexité et une difficulté d'analyse
considérable, surtout parce que d'autres appareils contribuent
à l'exercice des fonctions analogues ; on ne doit donc pas
être surpris de voir que la détermination de ces fonctions à
l'état pathologique présente des difficultés si grandes, que jusqu'à aujourd'hui, cette partie si importante de la séméiotique de
l'oreille ait été presque totalement négligée.

En effet, plusieurs questions d'une valeur pratique capitale sont
loin d'être éclaircies. Nous rappellerons, par exemple, qu'un des
phénomènes les plus fréquents et les plus carastéristiques : le
nystagmus, est considéré par quelques auteurs comme la conséquence, soit de l'irritation de segments déterminés du labyrinthe,
soit au contraire de l'abolition de leur fonctionnement ; quelques
auteurs l'attribuent à des lésions diffuses du labyrinthe, d'autres,
à des lésions nettement localisées.

Tous admettent une influence du labyrinthe non acoustique
sur le tonus et l'énergie de contraction musculaire, mais quelques-
uns seulement lui attribuent aussi une influence sur le sens
musculaire.

Pour certains, le nystagmus et la démarche titubante d'origine labyrinthique ne seraient que l'expression de la faiblesse

musculaire (asthénie et atonie) ; pour d'autres, il s'agirait de troubles de l'orientation de nature plus compliquée.

Ces problèmes et d'autres encore que la physiologie expérimentale n'a pu résoudre avec certitude jusqu'à présent, pourront s'éclairer aux lumières de la clinique, surtout par l'étude des suppurations du labyrinthe dans lesquelles le contrôle anatomique des lésions est plus facile. Mais, il faut pour cela que grâce à des méthodes d'examen appropriées, on puisse utiliser de façon convenable le matériel d'observation riche et précieux que nous offre l'étude de l'homme malade.

Depuis quelques années, j'ai fait une étude de ces questions ; j'exposerai brièvement les méthodes cliniques que je crois avantageusement utilisables dans la pratique, et je rapporterai les principaux résultats que j'ai obtenus.

Mais, auparavant, il sera bon de dire quelques mots des nombreuses méthodes proposées pour l'examen ; pour ce faire, nous suivrons un guide autorisé, von STEIN, qui s'est occupé, avec persévérance et prédilection, de cet ordre de recherches cliniques et a, dans un article complet et vraiment magistral, résumé ce qui a été fait jusqu'à l'heure actuelle[1].

Von Stein distingue l'examen de l'orientation statique et celui de l'orientation dynamique.

A. *Orientation statique.* — On peut l'étudier avec les yeux ouverts (*oculi aperti* = O A) et avec les yeux fermés (*oculi occlusi* = O O).

a) Examen sur le terrain : 1) Position du malade debout sur les plantes des deux pieds joints (PP);

2) Position debout sur les pointes des deux pieds (*Digiti pedum* = DPP) ;

3) Position debout sur la plante du pied droit seul ou du pied gauche seul (*pes dexter seu sinister* = Pd ; Ps).

b) Examen sur le goniomètre statique de von Stein.

Cet appareil se compose de deux planches, placées l'une sur l'autre ; l'inférieure est immobile sur le sol, tandis que la supérieure peut être inclinée jusqu'à 50°, autour d'une charnière, à l'aide d'une ou deux cordes et au moyen d'une manivelle spéciale ; elle est munie d'une barre d'appui pour les pieds du sujet. D'un côté est inscrite une échelle graduée, permettant de lire à n'importe quel moment, l'angle d'inclinaison de la planche supérieure sur laquelle le patient est monté. Grâce à ce gonio-

1. *Centralblatt f. Ohrenheilkunde*, Vol. III, n° 12, 1905.

mètre, on peut étudier quatre positions du sujet ou quatre variétés d'inclinaison (*Inclinatio* = Incl.).

1° Les pointes des pieds appuyées contre la traverse d'appui, comme dans la descente sur un plan incliné (*Inclinatio anterior* = Incl. ant. Valeur moyenne normale : 35° à 40°).

2° Les talons appuyés sur la traverse comme pour la montée d'un plan incliné (*Inclinatio posterior* = Incl. post. Valeur moyenne normale : 26° à 30°).

3° et 4° Le bord externe du pied droit ou gauche est appuyé à la traverse (*Inclinatio lateralis* = Incl. lat. d. ou s. Valeur moyenne normale, 35° à 40°).

c) Orientation de la tête et orientation du corps. On étudie les erreurs d'estimation de la position des objets qui sont la conséquence des différentes positions de la tête tournant sur le corps immobile ou de la tête tournant en même temps que le corps. Habituellement, on choisit pour ces expériences une tige ou un bâton cylindriques plus ou moins longs (40 à 50 centimètres suffisent) et on juge leur position apparente par rapport à la verticale ou à l'horizontale. Ce jugement peut se faire au moyen d'impressions tactiles (les yeux fermés : *examen haptique* de ἅπτω : je touche) ou au moyen d'impressions visuelles, les yeux étant ouverts.

En outre, on peut tenir compte des erreurs d'estimation dans la verticalité ou l'horizontalité de la tige, suivant la position de la tête et du corps. Nous ajouterons que dans le petit nombre de recherches faites jusqu'à présent dans ce but, on n'a pu reconnaître que les individus atteints de lésions labyrinthiques (sourds-muets) se comportent d'une façon particulière dans ces expériences (Alexander et Barany).

d) *Recherche de la stabilité statique* ou de la force de résistance à des poussées inattendues données au malade dans diverses directions. Von Stein a décrit dans ce but un appareil spécial en forme de pendule pour pouvoir, dans chaque cas particulier, imprimer à l'épaule ou au côté du patient une impulsion de valeur constante.

e) *Recherche des mouvements compensateurs des globes oculaires* dans les différentes positions obliques de la tête. Barany a fait chez les sourds-muets et les individus normaux une série de recherches de cette nature à l'aide d'un appareil très exact de mensuration de rotation des globes oculaires.

B. *Orientation dynamique.* — On peut, comme l'orientation statique, l'étudier avec les yeux ouverts et avec les yeux fermés.

a) Dynamique des extrémités inférieures. — On l'étudie facilement dans les caractères du pas : les empreintes des pieds sur le sol peuvent être conservées et recueillies ; grâce à la photographie, les différents tracés (*ichnogrammes* : de ἴχνος; trace de pas) peuvent être convenablement et fidèlement réduits de façon à rendre faciles les examens et les comparaisons des divers cas.

On peut noter de nombreuses variétés de la marche pour arriver à découvrir plus facilement des anomalies éventuelles.

Von Stein énumère les suivantes : 1° marche en avant ; 2° marche à reculons sur toute la plante des pieds ; 3° en avant et 4° à reculons sur la pointe des pieds ; 5° saut en avant à pieds joints et 6° saut en arrière sur la plante des pieds ; 7° et 8° même action, mais seulement sur la pointe des pieds ; 9° et 10° saut en avant et en arrière sur la plante du pied droit ; 11° et 12° même action, mais sur la plante du pied gauche ; 13° saut de côté, à droite, sur toute la plante des deux pieds ; 14° même mouvement, mais à gauche ; 15° et 16° même mouvement sur la pointe des pieds ; 17° et 18° saut en avant sur la pointe du pied droit ou du pied gauche ; 19° et 20° même saut, mais, à reculons ; 21° saut sur place, sur la plante des deux pieds ; 22° et 23° même saut sur le pied droit ou gauche ; 24° tour complet sur place vers la droite en sautant quatre fois sur les deux pieds ; 25° même action, mais, vers la gauche ; 26° tour vers la droite sur le pied droit ; 27° même mouvement vers la gauche ; 28° tour vers la gauche sur le pied gauche ; 29° même mouvement avec le pied droit ; 30° marche en avant sur les talons seuls et 31° marche en arrière exécutée de même façon.

On voit que les variétés sont nombreuses ; en outre, en bandant les yeux ou en les faisant simplement fermer, en les dirigeant constamment au plafond ou vers le plancher, on peut créer encore d'autres combinaisons multiples dont l'étude exigerait, dans la pratique, beaucoup de patience et demanderait beaucoup de temps ; et cela ne serait pas compensé par les résultats qu'on pourrait obtenir. Nous verrons plus tard quelles sont celles de ces variétés d'examen qu'on peut employer en pratique clinique.

b) Dynamique des extrémités supérieures. — Von Stein rappelle seulement les exercices avec le dynamomètre et l'ergographe.

Les points suivants sont bien moins étudiés :

c) Dynamique des muscles de la tête et du cou ; *d)* Dynamique des muscles du tronc ; *e)* Dynamique des muscles des yeux ; nystagmus de fixation pour les diverses directions du regard ;

f) Dynamique des muscles de la langue : la parole ; *g*) Dynamique des muscles du voile du palais, du pharynx et du larynx.

C. *Rotation.* — On peut étudier les phénomènes consécutifs à la rotation, soit partielle (de la tête seule), soit totale (de tout le corps).

La rotation de tout le corps peut être active ou passive ; dans ce deuxième cas, le malade peut être placé sur un trapèze ou sur un appareil *ad hoc* (plate-forme tournante) proposé et employé par von Stein. On étudie de cette façon l'apparition a) des vertiges ; *b*) de mouvements oculaires associés à la rotation ou post-rotatoires (nystagmus) ; dans les différentes positions du corps ou de la tête le nystagmus ne se produit pas dans le même sens. On peut varier les conditions des expériences en faisant ouvrir ou fermer les yeux, fixer ou non les objets pendant le mouvement, incliner ou non la tête, etc. Pendant les mouvements angulaires ou en ligne droite (en avant, en arrière, en bas ou en haut), on peut, en plus des mouvements oculaires, étudier les mouvements associés de la tête et du corps, les modifications de l'écriture, etc.

D. *Impressions de mouvement.* — Nous entrons ici dans le domaine des phénomènes subjectifs dont la démonstration clinique offre habituellement plus de difficulté. Cette catégorie d'expériences est régie par la loi bien connue de Mach, d'après laquelle nous ne sentons pas le mouvement en soi, mais seulement l'accélération positive ou négative du mouvement. Il s'ensuit qu'à tout ralentissement d'un mouvement commencé ou lors de l'arrêt brusque on a l'impression d'un mouvement en sens contraire. On peut tenir compte de la production de ces sensations de mouvement opposé ; elles peuvent être d'intensité et de durée normale ou de durée supérieure (Hyperantirotation de V. Stein = Hyper AR) ou de durée inférieure (Hypoantirotation = Hypo AR) ou peuvent être complètement absentes. Chez l'homme normal, les yeux fermés, la sensation d'antirotation est proportionnelle par son intensité à la durée et à la rapidité de la centrifugation. Dans les cas d'hyperexcitabilité, la sensation d'antirotation peut durer 50 secondes et même davantage.

Quand les yeux sont ouverts, la sensation d'antirotation est remplacée par la sensation subjective du vertige.

Les nombreuses méthodes d'examen de la fonction du labyrinthe non acoustique proposées par von Stein, auxquelles on pourrait facilement en ajouter d'autres en variant de diverses façons les détails de chaque expérience, ne répondent évidemment pas aux exigences de la clinique. Pour que les expériences donnent des résultats directement applicables, il faut :

1° Qu'elles soient en nombre limité de façon à ne pas exiger beaucoup de temps pour leur exécution complète.

2° Qu'elles tendent à étudier les principales fonctions du labyrinthe non acoustique de façon à mettre en lumière, autant que possible, l'existence éventuelle de localisations déterminées (pour servir aussi aux progrès de la physiologie labyrinthique) et de façon à permettre de diagnostiquer les lésions des divers segments de l'organe.

3° Qu'elles puissent s'exécuter sans être obligé d'avoir recours à des appareils coûteux et compliqués et puissent, en grande partie au moins, se faire dans le cabinet du médecin ou dans la chambre même du malade.

4° Que ces examens fonctionnels ne déterminent l'apparition ni chez le médecin, ni chez le patient de phénomènes désagréables, tels que vertiges violents, nausées, vomissements, etc.

5° Que les modalités des observations soient, autant que possible, constantes pour chaque cas, de manière à ce que les résultats obtenus chez divers malades ou chez le même patient dans des examens successifs, puissent être comparables entre eux.

6° Qu'enfin les recherches soient basées, le plus qu'il se pourra faire, sur l'observation de phénomènes objectifs, car, on ne peut ordinairement faire grand fonds sur les appréciations ou les impressions subjectives d'individus qui, comme nos malades, n'ont pas l'habitude de s'observer eux-mêmes ou qui sont gravement souffrants.

J'ai tenu compte des conditions ci-dessus en déterminant les modalités de quelques-uns de ces examens; j'exposerai brièvement les expériences qui me semblent fournir les meilleurs résultats dans la pratique.

On peut grouper de la façon suivante les principales expériences :

I. Celles qui ont pour but d'étudier les troubles de l'orientation labyrinthique.

II. Celles qui ont pour but de déterminer l'influence exercée par les troubles des fonctions labyrinthiques sur les phénomènes associés de motricité oculaire.

III. Celles qui ont pour but de rechercher l'influence des lésions labyrinthiques sur le fonctionnement du système musculaire, articulaire, etc.

I. — *Expériences ayant pour but d'étudier les troubles de l'orientation labyrinthique.* — Au point de vue pratique on peut diviser ces troubles en deux catégories : a) ceux qui ont un caractère objectif; b) ceux qui ont un caractère subjectif (vertiges avec phénomènes connexes).

a) Les troubles de caractère objectif se rapportent à l'orientation statique ou à l'orientation dynamique de la tête et du corps. Parmi les nombreuses épreuves proposées pour l'étude de ces troubles, les suivantes sont celles qui ont la plus grande importance pratique,

Orientation statique. — Observation de la façon dont se fait la station debout : α) Sans l'aide d'appareils; β) à l'aide du goniomètre.

α) On peut rendre les conditions d'équilibre dans la station debout de plus en plus difficiles en diminuant progressivement les bases de sustentation et en supprimant le contrôle visuel. On a les expériences suivantes : station à pieds joints, les yeux ouverts suivant la formule abrégée de von STEIN (*Pp : o a*) et les yeux fermés (*Pp : o o*); sur la plante d'un pied, droit ou gauche (*Pd, o a, oo* ou *Ps oa et oo*); sur la pointe des deux pieds ou d'un seul pied (*Dpp, oa et oo*; — *Dpd oa et oo*; *Dps oa et oo*). L'individu normal peut se tenir aussi les yeux fermés sur un seul pied pendant un certain temps, en n'éprouvant qu'un léger balancement; l'individu atteint d'une lésion labyrinthique, suivant la gravité des troubles d'orientation statique, chancelle et tombe facilement quand il est sur un seul pied et les yeux fermés et même quand il a les yeux ouverts; dans les cas graves, ces phénomènes se produisent même sur deux pieds et les yeux ouverts. Parfois, la titubation ne survient pas immédiatement après l'occlusion des yeux, mais quelques secondes après.

On a discuté la question de savoir si, dans les lésions unilatérales du labyrinthe, la station est plus difficile quand le malade se sert du membre inférieur du côté correspondant à la lésion ou bien quand il emploie le membre inférieur du côté opposé. D'après mes nombreuses observations, les deux cas peuvent se présenter et, de toute façon, on ne trouve pas de différences marquées entre les deux côtés; il semble qu'on puisse conclure que chacun des labyrinthes exerce son influence sur les deux membres inférieurs. Il est bien entendu que dans ces expériences, il faudra avoir soin de mettre hors de cause des troubles pathologiques des membres inférieurs eux-mêmes ou des conditions mécaniques qui pourraient influencer les résultats; citons parmi ces conditions, surtout pour les femmes, l'usage des bottines à talons trop hauts.

β) *Goniomètre.* Les résultats obtenus avec cet appareil ne concordent toujours pas avec ceux auxquels on arrive par la simple observation de la station debout sur le plan horizontal; il est évident que dans les essais au goniomètre, c'est-à-dire dans la station sur des plans inclinés, il entre en jeu de nombreux facteurs étrangers aux modalités fonctionnelles du labyrinthe; je citerai parmi ces facteurs : l'appréhension que le malade a de tomber, la variation de sa puissance de compensation pour conserver son équilibre, la plus ou moins grande habitude qu'il a de marcher sur des plans inclinés (montagnards), les variétés anatomiques des articulations du pied. Pour ces dernières, v. Stein a proposé un instrument destiné à les étudier; pour empêcher les mouvements de compensation, le même auteur propose l'emploi d'un fil à plomb qui permet de reconnaître les écarts que le malade fait en dehors de la verticale. Les diverses façons d'exécuter l'examen peuvent influencer aussi sur ses résultats; ce n'est pas ici l'endroit d'entrer dans des détails à ce sujet. Nous dirons seulement que le grand nombre des facteurs qui entrent en ligne de compte pour fournir un résultat à l'examen par le goniomètre ont amené quelques auteurs à taxer d'infidélité cet instrument et à en proscrire l'emploi.

D'autres, parmi lesquels Wittmack, attribuent plus d'importance à l'existence de fortes oscillations pendant l'examen qu'au degré d'inclinaison maximum auquel le malade peut se maintenir debout; je crois, moi aussi, qu'il faut tenir compte du nombre des oscillations qui ont lieu, tandis que l'inclinaison du plan de soutien est augmentée d'une façon progressive et uniforme ; il est cependant certain que le degré de cette inclinaison maximum peut, chez les malades atteints de troubles graves de l'équilibre labyrinthique, être notablement inférieur à l'inclinaison normale.

Dans la pratique, il suffira de tenir compte du nombre des oscillations et du degré maximum d'inclinaison pour les quatre positions principales, les yeux étant fermés. Il sera aussi bon de ne pas s'en tenir à une détermination unique, mais de prendre la moyenne de trois déterminations successives.

Orientation dynamique. — On en fait l'épreuve d'une façon pratique en observant la manière dont se comporte le malade dans la marche et dans le saut avec ou sans l'aide de la vue. Prendre des tracés de pas (ichnogrammes) suivant le procédé employé par von Stein est, à mon avis, une chose trop compliquée pour être recommandée dans la pratique clinique journalière.

On peut observer la manière dont marche le patient, en diminuant progressivement le secours fourni, par la vue jusqu'à le supprimer complètement ; cette suppression s'obtient le plus sûrement possible en fermant les yeux du sujet avec une mince bande de gaze, après les avoir couverts de coton.

On note comment le malade fait quelques mètres en ligne droite avec les yeux ouverts (quand il y a des troubles graves de l'orientation, il tient les yeux fixés sur le sol), avec les yeux ouverts mais dirigés vers le plafond, avec les yeux fermés ou bandés.

Quand il y a des troubles de l'orientation, le patient a tendance à tenir les jambes écartées et vacille soit d'un côté, soit de l'autre ; si la lésion labyrinthique est unilatérale et si le malade n'arrive pas à la compenser, le balancement est plus marqué vers le côté malade. Dans les cas de troubles légers, pour me rendre compte du côté vers lequel le malade a plus de tendance à dévier, je place sur le sol, à six, huit mètres et davantage en avant du sujet, un objet qui ne soit pas trop volumineux ; j'invite le patient à examiner avec attention la position de cet objet, et, les yeux étant ensuite fermés, à aller le toucher avec la pointe d'un pied. De cette façon, par des essais successifs, on arrive à faire ressortir une déviation même légère, mais constante, du malade vers un côté. Il sera prudent dans cette variété d'expériences, surtout quand on les fait exécuter avec les yeux fermés, de faire suivre le sujet pendant le trajet par une ou deux personnes, pour éviter qu'il ne tombe ou ne vienne à se heurter à quelque objet voisin.

On peut obtenir des résultats importants de l'observation du patient quand il marche à reculons ou vers un côté, quand il saute à pieds joints dans diverses directions, toujours sans l'aide de la vue.

Les troubles de l'orientation labyrinthique aussi bien statique que dynamique, qui dans les cas graves sont très manifestes, malgré le secours de la vue, peuvent, avec le temps, se compenser assez bien, surtout grâce au fonctionnement associé de la vue et des sensations provenant de système musculaire, tactile, etc. La pathologie nous montre que ces troubles peuvent provenir soit d'une excitation excessive et d'une exagération dans le fonctionnement du labyrinthe atteint (ce sont les troubles les plus graves), soit encore provenir de la suppression des fonctions d'un des labyrinthes ou des deux à la fois. L'exagération dans l'excitation d'un labyrinthe peut apporter à l'orientation un trouble tel que, comme dans le syndrome de Ménière, elle détermine la chute irrésistible du patient du côté atteint. L'abolition du fonctionnement du labyrinthe ne provoque que l'incertitude de la station debout et de la marche, surtout quand les yeux sont fermés. Bien qu'on ne puisse pas encore dire qu'on a démontré le fait d'une façon irréfutable, tout porte à croire qu'un labyrinthe peut, dans une certaine mesure, compenser la suppression du fonctionnement de l'autre. On discute encore aujourd'hui la question de savoir si la tendance du malade à tomber ou sa chute du côté du labyrinthe excité (souvent aussi en même temps, tendance à tomber en avant et en arrière) est l'effet d'une impulsion ou bien la conséquence de l'effort que fait le malade pour résister à la tendance par laquelle il se sentirait entraîné vers le côté opposé à la lésion.

Dans certaines affections de l'oreille qui ont pour conséquence de provoquer une abolition rapide des fonctions des deux labyrinthes, aussi bien dans le segment acoustique que dans le segment non acoustique, par exemple dans les névro-labyrinthites consécutives à la méningite cérébro-spinale, nous pouvons assister à l'établissement progressif des phénomènes compensateurs. L'enfant, car c'est d'enfants qu'il s'agit ordinairement, est complètement désorienté dans le premier temps qui suit la destruction rapide de ses deux labyrinthes, de telle sorte qu'il ne peut se tenir debout ni faire un pas ; peu à peu, l'orientation devient meilleure au fur et à mesure que la vue et le système musculaire compensent l'absence de la fonction labyrinthique jusqu'à ce qu'enfin, il se comporte, au point de vue de l'orientation, comme un individu normal, surtout quand le milieu est éclairé. Cependant, chez les sourds-muets, on peut trouver de légers indices qui démontrent que la compensation n'est pas complète parce que, dans des conditions déterminées, on voit survenir des troubles de l'orientation.

b) *Troubles ayant un caractère subjectif.* — Ils sont constitués par le vertige et par les phénomènes qui s'associent communément à ce dernier (nausées, vomissements, pâleur, sueur froide, angoisse, etc.). Nous pouvons diviser les vertiges en vertiges spontanés et en vertiges artificiellement provoqués par les diverses excitations exercées sur le labyrinthe non acoustique.

D'après la définition que nous avons donnée au chapitre de la *Physiologie*, le vertige résulte d'une fausse sensation de mouvement, lorsque nous avons la perception consciente de cette fausseté. Si la fausse sensation de mouvement, causée par un trouble de la fonction du labyrinthe non acoustique, n'arrive pas à la conscience, elle pourra obliger le sujet à des mouvements désordonnés destinés à conserver l'équilibre (oscillations, mouvements de compensation, mouvements forcés de la tête, etc.)

et pourra, dans les cas graves, provoquer aussi la chute du patient, sans être pour cela cause de vertige ; pour que ce dernier fasse son apparition, il faut que la fausse sensation arrive à la conscience, soit grâce à une intensité particulière, soit grâce à des modalités spéciales dans sa production. On peut en donner facilement la démonstration à l'aide de l'excitation électrique du labyrinthe chez l'homme normal. Une excitation modérée provoque des mouvements caractéristiques de la tête, un stimulus plus intense fera apparaître le vertige [1]. Cela nous explique comment l'existence et l'intensité du phénomène vertigineux ne sont pas en directe relation avec l'existence et l'intensité des phénomènes objectifs du trouble de l'orientation ; il peut arriver que le malade puisse résister à la tendance aux mouvements compensateurs qui accompagne la fausse sensation de mouvement, cause de vertige. En effet, nous trouvons des malades chez lesquels les troubles d'équilibre sont nuls ou peu manifestes, et le vertige est, au contraire, très fort. D'autre part, nous pouvons trouver des sujets atteints de labyrinthite chez lesquels les troubles d'orientation sont très marqués et le vertige manque, cependant, absolument.

Les phénomènes qui accompagnent le vertige, surtout la nausée et le vomissement, contribuent à lui donner, au point de vue clinique, des caractères particulièrement graves et impressionnants.

Il est très probable que la direction du mouvement varie avec le segment du labyrinthe où siège le stimulus anormal ; l'excitation des canaux semi-circulaires provoquerait une sensation de rotation, autour d'axes déterminés, du malade ou des objets qui l'environnent ; l'excitation des organes vestibulaires provoquerait la sensation d'enfoncement ou de soulèvement en ligne verticale, la propulsion, la rétropulsion, etc. Il est curieux de noter que ces dernières sensations ne sont pas rares pendant les rêves, même chez les individus normaux. Parfois, la direction du mouvement apparent n'est pas unique et l'on peut alors admettre que l'excitation s'exerce en même temps sur différents segments du labyrinthe. Dans la pratique, il n'est pas extraordinairement rare de trouver des malades qui, impressionnés ou en proie à l'angoisse, ne conservent pas assez de calme pour prêter attention à la direction des mouvements et pour cette raison ne sont pas en mesure de nous donner des indications précises.

Le vertige labyrinthique spontané peut survenir par accès,

1. Tronsci, Sulla vertigine galvanica. Scritti medici in onore di C. Bozzolo. Torino, Unione tipogr., editrice, p. 639, 1901.

comme dans le syndrome classique de Ménière ; dans l'intervalle
de ces accès, il ne persiste souvent aucun trouble de l'équilibre ;
dans d'autres cas, comme on le voit ordinairement dans les pyo-
labyrinthites, les vertiges ne sont qu'une augmentation soudaine
et passagère d'un état vertigineux habituel et continu dans lequel
se trouve le patient. Nous parlerons plus tard des caractères
différentiels du vertige dans les affections labyrinthiques et dans
les affections du cervelet. Généralement, dans les pyo-labyrinthites, il semble au malade que les objets se déplacent en
direction horizontale de l'oreille atteinte vers l'oreille saine.

II. — *Expériences ayant pour but d'établir l'influence du
trouble des fonctions labyrinthiques sur les phénomènes associés de motilité oculaire.* — C'est surtout à l'observation du
nystagmus que se rapportent ces expériences ; le nystagmus peut
être spontané ou artificiellement provoqué soit a) par le stimulus adéquat : mouvements de la tête et du corps, b) soit par
divers autres stimulus.

Quant au *nystagmus spontané*, les individus qui le présentent
sont classés en deux catégories suivant que ce phénomène est
d'origine oculaire ou labyrinthique. Nous faisons ici abstraction
du nystagmus des mineurs dont la genèse est encore très discutée et qui, d'après Ostino et Trombetta [1], aurait en même temps
ces deux origines.

Le nystagmus d'origine oculaire se différencie du nystagmus
labyrinthique en ce qu'il est accompagné d'une diminution de
l'acuité visuelle et parce que, malgré les mouvements, parfois
très rapides et très étendus des globes oculaires, les malades ne
voient pas osciller les objets. Le nystagmus oculaire peut être
augmenté par l'action des excitations agissant sur les canaux
semi-circulaires ; et cela de façon tout à fait normale. Le nystagmus spontané d'origine labyrinthique est accompagné d'affections
de l'oreille et présente, par rapport au premier, un caractère
différent et très important : les malades voient se mouvoir les
objets qui les entourent.

Il résulte de ces faits que chez les sujets présentant du nystagmus, il est toujours nécessaire de pratiquer l'examen des
yeux, de l'acuité visuelle du fond de l'œil, d'établir si la diminution
d'acuité peut être ou non corrigée par des verres appropriés,
d'éliminer une paralysie ou une parésie d'un des muscles de
l'œil, etc.

1. Ostino et Trombetta. La Clinica moderna, 1900.

Le nystagmus spontané d'origine labyrinthique peut s'observer pour toutes les directions du regard (cependant il est habituellement plus marqué pour l'une d'elles); ou bien seulement
pour quelques-unes, le plus souvent dans la position extrême
des globes, le regard étant dirigé, soit vers le côté opposé au
côté malade (phénomène le plus fréquent); soit vers l'oreille
malade elle-même. Dans la variété de types des secousses oscillatoires, on peut distinguer deux types principaux, l'un constitué par des mouvements fréquents et peu étendus, l'autre par
des mouvements plus lents et plus grands.

Les oscillations horizontales sont accompagnées ou parfois pré-
cédées de mouvements de rotation des globes, soit dans la direction des aiguilles d'une montre, soit dans une direction opposée,
selon le côté vers lequel le regard est dirigé. Le nystagmus vertical, seul ou associé à d'autres types de nystagmus, est rare[1].

Nystagmus provoqué artificiellement. — a) *A l'aide du stimulus spécifique et adéquat : mouvements angulaires.* — Les
mouvements angulaires les plus faciles à obtenir en clinique
sont ceux de rotation autour de l'axe vertical du corps, auxquels correspond le nystagmus en direction horizontale : ces
mouvements font aussi partie de ceux que l'on exécute le plus
fréquemment dans la vie quotidienne et, comme on l'a vu, ils
sont associés au fonctionnement du canal semi-circulaire horizontal externe, qui, de par sa situation anatomique, présente
une vulnérabilité particulière dans les affections de l'oreille.

Pour provoquer ce nystagmus, on a recours à la rotation
active ou à la rotation passive : la première s'obtient en invitant
le malade, les yeux ouverts ou fermés, à tourner rapidement sur
place autour de son propre axe vertical pendant un nombre de
fois déterminé; la seconde s'obtient en plaçant le sujet sur un
tabouret ou une chaise tournants, sur une plate-forme (v. Stein)
ou plus facilement encore sur un trapèze suspendu au plafond
par des cordes et en faisant exécuter aux appareils un certain
nombre de rotations. Ce n'est pas le lieu d'entrer dans des détails
sur les avantages et les inconvénients des diverses méthodes de

---

1. Pour la notation abrégée de la direction du nystagmus, je propose les
signes suivants :

Nystagmus horizontal, le regard étant dirigé vers la droite : d ← s.
la gauche : d → s.

vertical   a ↓ b

rotatoire   d ⌢→ s ou d ←⌢ s, selon le sens de la rotation.

rotation passive; dans la pratique, il est très commode de se servir de la rotation par le trapèze : on tord ensemble les cordes qui suspendent au plafond de la pièce la barre de bois sur laquelle le patient est assis, puis on lâche l'appareil. Les résultats des rotations active et passive se correspondent à peu de chose près ; la rotation active rapide s'obtient plus facilement chez les personnes jeunes, surtout chez les enfants, alors que chez les adultes et surtout chez les vieillards, il vaut mieux recourir à la rotation passive.

Dans ces recherches, il faut tenir compte : *a*) des particularités de la rotation; *b*) des particularités du nystagmus obtenu.

a) L'excitation labyrinthique, toutes choses égales d'ailleurs, sera d'autant plus intense que le mouvement sera plus rapide et que le nombre des rotations sera plus grand. On peut dans la pratique employer un nombre constant de rotations, dix par exemple, et mesurer, en secondes, le temps mis à les accomplir. La rapidité est en raison inverse du temps employé. Ou bien, on peut, en admettant, surtout dans la rotation passive, que la rapidité est à peu près constante, observer le nombre minimum de rotations nécessaires pour provoquer le phénomène. Cette seconde méthode peut, dans la pratique, donner d'excellents résultats.

b) Il faut tenir compte de la direction et de la fréquence des mouvements des globes et de la durée, en secondes, du phénomène provoqué. Ordinairement, quand il existe du nystagmus spontané (oculaire ou labyrinthique), on obtient par la rotation l'exagération du phénomène selon la règle que nous exposerons plus loin, et c'est alors de la durée de cette exagération que l'on tient compte.

Comme on l'a vu plus haut, pendant la rotation autour de l'axe vertical du corps, il se produit un nystagmus horizontal quand le regard est tourné dans la direction même du mouvement de façon à le devancer, pour ainsi dire : vers la droite, si la rotation se fait de gauche à droite; mais cette forme de nystagmus se prête peu à l'étude par les moyens cliniques ordinaires.

Il est beaucoup plus pratique d'étudier le nystagmus post-rotatoire, c'est-à-dire celui qui se produit lors de l'arrêt brusque de la rotation : ce nystagmus a une direction contraire à la précédente, et, dans le cas sus-indiqué, où la rotation se faisait de gauche à droite, on voit que le nystagmus se produit quand le regard se dirige vers la gauche. L'étendue et la durée de ce nystagmus post-rotatoire sont en relation avec le degré d'excitabilité d'un ou des deux canaux semi-circulaires horizontaux externes.

Au nystagmus post-rotatoire s'associe, comme nous l'avons dit, une sensation subjective de rotation quand les yeux sont fermés, du vertige et une sensation de déplacement des objets quand les yeux sont ouverts. Il s'agit cependant de phénomènes subjectifs dont l'étude clinique offre moins de certitude que celle du nystagmus, phénomène objectif.

Nystagmus provoqué artificiellement à l'aide de diverses excitations. — On peut provoquer le nystagmus en faisant agir sur l'oreille diverses excitations de nature mécanique, chimique, thermique ou électrique; souvent, comme dans le cas d'un jet d'eau froide dans le conduit auditif externe, il s'agit d'une combinaison d'une action mécanique et d'une action thermique. Le courant galvanique continu, avec points d'application sur les deux mastoïdes, détermine, en même temps que le nystagmus, du vertige et l'inclinaison de la tête du côté du pôle positif; mais, cette expérience est désagréable pour le sujet qui peut conserver pendant plusieurs heures après une sensation de vertige et de nausée; c'est pourquoi cette méthode n'est pas à recommander dans la pratique ordinaire. En outre, les appareils électriques nécessaires, parfois d'un maniement délicat, ne sont pas toujours à la disposition du médecin qui pratique l'examen.

De même, l'injection d'eau froide ou chaude dans le conduit peut être assez désagréable pour les malades; de plus elle est contre-indiquée et même directement nuisible quand il existe des perforations de la membrane du tympan.

La méthode d'excitation mécanique que je crois qu'on peut conseiller parce qu'elle est bien tolérée dans la majeure partie des cas, c'est la condensation et la raréfaction de l'air dans le conduit ou la condensation ou la raréfaction alternatives au moyen de la poire de Politzer ordinaire. Cette stimulation agit plus énergiquement quand le tympan est détruit en totalité ou en partie par des processus de suppuration antérieurs ou encore en cours.

Il résulte d'une série d'expériences exécutées à mon Institut par le Dr Mimidian qu'il n'y a pas de différences dans la qualité du nystagmus provoqué soit par la raréfaction, soit par la condensation de l'air; l'excitation la plus faible est provoquée par la raréfaction simple; la compression fournit une excitation plus énergique, l'effet maximum est obtenu par la raréfaction et la compression alternées. Il faut rappeler que Bárány[1] a produit,

----

1. Réunion des naturalistes et médecins allemands. Méran, octobre 1905.

au contraire, du nystagmus avec le regard dirigé vers le côté opposé, à l'aide d'injections d'eau froide dans le conduit auditif externe, et du nystagmus avec le regard dirigé vers le côté excité, à l'aide d'injections d'eau chaude.

Pour pouvoir interpréter convenablement les particularités que le nystagmus labyrinthique offre au point de vue clinique, il faut d'abord se poser la question suivante : le nystagmus horizontal qu'on peut observer quand le regard est dirigé vers un côté est-il surtout l'expression de l'excitation du canal semi-circulaire horizontal de ce côté ou de celui du côté opposé ? Ceci nous ramène à la question si complexe et si discutée de la genèse du nystagmus : je vais exposer ici brièvement les conclusions qu'on me semble pouvoir tirer de mes expériences cliniques.

I. — Le nystagmus, au moins dans la majeure partie des cas, est avant tout dû à l'irritation. En faveur de cette idée plaident : l'absence possible du nystagmus, même si l'on essaie de le provoquer par des moyens artificiels, dans les cas où il y a lieu d'admettre la destruction complète du labyrinthe membraneux, l'apparition du phénomène dans des affections aiguës de l'oreille, non seulement dans les maladies du labyrinthe pour lesquelles on pourrait à la rigueur admettre la destruction de segments de l'organe, mais encore dans les lésions de l'oreille moyenne et plus particulièrement de la paroi vestibulaire, lésions qui ne s'accompagnent pas de la destruction du labyrinthe; enfin, la provocation artificielle typique au moyen de *stimulus* adéquats ou non adéquats du labyrinthe non acoustique.

Dans la majeure partie des cas, le nystagmus qu'on obtient à l'aide de l'excitation mécanique directe ou indirecte du canal semi-circulaire externe d'un côté se produit exclusivement ou de façon prédominante quand le regard est dirigé vers le côté opposé à celui qu'on excite ; les mouvements angulaires susceptibles de produire cette forme de nystagmus sont ceux qui tendent à provoquer une variation de pression de l'endolymphe dans la direction du vestibule vers la branche ampullaire du canal semi-circulaire.

II. — Il est désormais démontré et acquis que la stimulation d'un canal déterminé peut produire du nystagmus même dans la direction du regard vers l'oreille qu'on excite; donc, d'un seul et même canal peuvent partir des impulsions déterminant le nystagmus dans les deux directions opposées du regard. On ne peut dire aujourd'hui de façon certaine quelles sont exactement les raisons qui provoquent le nystagmus dans une direction plutôt que dans l'autre ; il semble cependant très probable que, pour le nystagmus horizontal tout au moins, qui représente le cas le plus fréquent et le mieux étudié, le déplacement ou la tendance au déplacement de l'endolymphe du vestibule vers la branche ampullaire constitue l'excitation la plus grande et provoque le nystagmus horizontal, le regard étant dirigé vers le côté opposé ; la tendance au déplacement de l'endolymphe de la branche ampullaire vers le vestibule constitue l'excitation la moins intense et détermine le nystagmus dans la direction du regard vers le côté correspondant.

III. — Il est très probable que les caractères présentés par le nystagmus provoqué par l'excitation du même canal dans deux directions opposées sont différents suivant la direction dans laquelle se produit l'excitation. Cette hypothèse expliquerait le fait que j'ai souvent observé dans des cas de lésion du canal semi-circulaire externe horizontal d'un côté, à savoir que le nystagmus horizontal spontané qu'on note quand le regard est dirigé vers le côté opposé a des caractères différents de ceux qu'on observe dans le nystagmus quand le regard est dirigé vers le côté correspondant. Dans le premier cas, on observe ordinairement des secousses fréquentes et peu étendues, et dans le second, des mouvements plus amples et plus lents.

IV. — Le nystagmus, aussi bien spontané que provoqué, n'est pas souvent nettement horizontal ; le plus fréquemment, il s'y associe un léger nystagmus rotatoire ; parfois, si les mouvements sont étendus et peu fréquents, au mouvement horizontal vient se combiner un mouvement dans le sens vertical.

V. — La direction du nystagmus est en rapport avec celle du canal lésé ; la prédominance de travail fonctionnel du canal semi-circulaire horizontal externe dans la vie de tous les jours, et en même temps la plus grande vulnérabilité de ce canal, son individualité plus tranchée que celle des deux canaux verticaux, nous expliquent la fréquence avec laquelle, dans les maladies de l'oreille en général, on observe le nystagmus horizontal. Il semble également probable que le nystagmus rotatoire est en rapport avec l'excitation du canal semi-circulaire vertical supérieur ; le nystagmus vertical est en rapport avec l'excitation du canal semi-circulaire vertical inférieur ou postérieur. Le parallélisme des plans des deux canaux verticaux de nom contraire, le fait pour ces canaux verticaux d'avoir une branche commune, enfin, la non-correspondance des deux plans des canaux verticaux et des plans de la tête sont des faits aptes à nous expliquer comment les phénomènes moteurs qu'on observe à la suite de l'excitation anormale de ces deux canaux ne peuvent pas être d'une facile interprétation.

Quand, pendant les progrès d'une affection labyrinthique qui avait commencé par des phénomènes d'irritation aux dépens du canal semi-circulaire horizontal externe (nystagmus horizontal vers le côté opposé) vient s'ajouter à ce nystagmus le nystagmus rotatoire, on est en droit de croire à la probabilité d'un progrès de la lésion vers la branche ampullaire voisine, celle du canal vertical supérieur.

VI. — Chez les individus normaux, le degré d'excitabilité du canal semi-circulaire horizontal externe varie dans de larges limites, c'est-à-dire que le nystagmus post-rotatoire qu'on peut provoquer varie en durée et en intensité. En général, comme on doit s'y attendre, la plus grande excitabilité se rencontre chez les individus jeunes, la moindre chez les vieillards ; cependant, chez des sujets du même âge dont les oreilles sont en bon état (garçons et filles de 16 à 20 ans), le nystagmus offre des variations individuelles considérables, qui sont peut-être en rapport avec le degré d'excitabilité du système nerveux général. Dans une série de recherches faites à mon Institut, le Dr Piolti a établi les valeurs moyennes ci-dessous.

Enfants : nystagmus après 1 rotation 1/2 ou 2 rotations.
Adultes :   —   —   2 à 3 rotations.
Vieillards :   —   —   3 et plusieurs tours de rotation passive.

VII. — Le nystagmus spontané peut s'observer dans les affections labyrinthiques rebelles et dans les affections mixtes (oreille moyenne et interne : otosclérose et otite moyenne catarrhale à une période avancée) ; on peut également le rencontrer dans les affections aiguës de l'oreille moyenne lorsque l'examen fonctionnel de l'ouïe fait croire à des altérations probables collatérales et d'origine irritative de l'oreille interne.

VIII. — La durée de l'affection, le degré de surdité ne sont pas en rapport constant avec le degré d'hyperexcitabilité du labyrinthe non acoustique ; on peut observer des reliquats de pyolabyrinthite avec surdité complète ; chez quelques-uns de ces malades, le nystagmus post-rotatoire est exagéré ; chez d'autres, il est aboli.

IX. — Le nystagmus spontané étant, nous l'avons dit, symptomatique de l'irritation, il est passager et susceptible de s'atténuer avec les progrès de l'affection, jusqu'à disparaître, soit par l'aggravation (destruction totale des éléments sensitifs), soit par l'amélioration et la guérison des lésions labyrinthiques (cicatrisation de lésions circonscrites du labyrinthe non acoustique, guérison de lésions de la paroi labyrinthique de la caisse, etc.). Dans quelques cas, le nystagmus peut cependant, à l'exemple des bourdonnements qui, eux aussi, sont dus à l'irritation, se maintenir pendant un temps très long après le début de la maladie.

X. — Le nystagmus spontané, en tant que symptôme d'irritation, peut se montrer franchement par accès ; habituellement, il varie aussi considérablement d'intensité d'un moment à l'autre.

Dans un cas de Zeroni, on observait en même temps que des vertiges l'apparition d'accès de nystagmus dans les deux directions latérales du regard ; les accès survenaient après un effort et plus souvent après une promenade. Dans ce cas, il existait du tissu de granulation dans la lumière du canal semi-circulaire horizontal externe, et Zeroni pense que les accès étaient déterminés par le gonflement et l'augmentation de volume des granulations par congestion vasculaire, de sorte que, grâce à ce mécanisme, il se produisait une plus grande irritation du labyrinthe membraneux. Whitehead signale le nystagmus spontané sous forme d'accès d'une minute à une minute et demie de durée.

Plus discuté encore que le mécanisme du nystagmus est celui de la production de la déviation conjuguée des yeux et des positions forcées de la tête, phénomènes qui furent l'objet de nombreuses recherches expérimentales de la part des physiologistes. Ces phénomènes se rencontrent rarement en clinique, et les rapports qu'ils peuvent avoir avec les lésions du labyrinthe méritent des études ultérieures.

III. — *Examens ayant pour but de rechercher l'influence des lésions labyrinthiques sur le fonctionnement des systèmes musculaire et articulaire et sur les sensations cénesthésiques.* — Nous avons vu qu'aux sensations labyrinthiques et visuelles se joint, pour nous renseigner sur la position et les mouvements de la tête et du corps, une série complexe d'autres sensations. Ce n'est point ici le moment de les analyser; nous dirons seulement qu'elles sont surtout tactiles et cénesthésiques (musculaires, articulaires, viscérales, etc.). Nous avons vu également que pour les sensations labyrinthiques des altitudes et des mouvements, le fait d'être associées constamment, dans la vie de tous les jours, à des phénomènes déterminés de motricité oculaire, provoque l'apparition de ces derniers, même quand le labyrinthe n'est plus excité par son stimulus approprié, c'est-à-dire le mouvement, mais bien par des stimulus de caractères divers, surtout de nature pathologique. Maintenant la question suivante se pose : Est-ce que les excitations anormales ou pathologiques du labyrinthe non acoustique exercent également une influence sur les modalités fonctionnelles musculaires, articulaires, cénesthésiques qui sont ordinairement associées dans l'orientation? Pour ce qui concerne plus particulièrement le système musculaire, peut-on, chez les malades qui présentent des symptômes d'irritation ou d'abolition fonctionnelles du labyrinthe, constater des troubles du tonus musculaire et du sens musculaire, c'est-à-dire peut-on, chez nos sujets, constater les manifestations d'asthénie, d'atonie, d'abasie signalées par Luciani chez ses chiens privés de cervelet? Ou bien, au contraire, les troubles des mouvements et des altitudes de la tête, du corps et des membres qui, nous le verrons plus loin, se rencontrent parfois chez nos malades, ne sont-ils pas plutôt sous la dépendance seulement des troubles d'équilibre et des tentatives, faites par le patient, pour en atténuer ou en compenser les conséquences ?

Il s'agit là d'une question certainement très complexe : je me bornerai à exposer sommairement les résultats de mes recherches personnelles.

Tout d'abord, chez les malades atteints de labyrinthite, qu'ils présentent des phénomènes d'irritation ou d'abolition, on ne peut pas démontrer d'altérations du sens tactile, du sens musculaire et du sens de la pesanteur. Quand le patient est couché sur le lit, les yeux fermés et qu'il n'est pas en proie aux vertiges, il fait correctement n'importe quel mouvement des membres on lui ordonne. De même on ne peut pas démontrer avec certitude l'existence de phénomènes d'asthénie ou d'atonie : la force de flexion ou d'extension des membres, les réflexes tendineux, tout cela est normal.

Mais le tableau peut changer beaucoup quand on fait intervenir un autre élément : l'orientation. Dans les affections labyrinthiques bilatérales graves, surtout à la période aiguë, quand les phénomènes de compensation n'ont pas encore fait leur apparition, le malade placé debout sans appui, non seulement titube et est près de tomber, mais encore il est souvent pris d'un tremblement convulsif des muscles des membres et du cou; il se

plaint, de plus, d'une sensation de fatigue grave, ne peut ni
rester debout, ni marcher longtemps et éprouve fréquemment
le besoin de s'asseoir ou de se coucher. Dans les affections labyrinthiques unilatérales, quand la station debout est difficile ou
impossible, les yeux étant clos ou bandés, on ne peut, dans la
majorité des cas, arriver à démontrer avec certitude quelle est
celle des deux jambes qui est le plus fortement influencée.

M. Maltese, élève de mon Institut, a, sur mes conseils, exécuté une longue série d'expériences sur des malades atteints de
diverses formes de labyrinthite. Voici comment il procédait.
Devant le patient debout, les yeux bandés, était placée, à peu
près à la hauteur de la face une planchette pourvue en son
milieu d'une ouverture circulaire de diamètre variable; le fond
de l'ouverture était formé par une lame de zinc ou de cuivre.
On donnait alors au malade une baguette métallique rigide; au
moyen d'un dispositif très simple, une sonnerie électrique
retentissait toutes les fois que le sujet touchait, avec l'extrémité
de la baguette, la lame métallique. On exécuta des séries consécutives composées chacune de vingt expériences et on nota avec
soin les résultats, en veillant à ce que, dans chaque cas, les
autres modalités des expériences restent constantes. Au début
de chaque série, on permettait au patient de s'orienter par le
toucher sur la position du but, au moyen de l'extrémité même
de la baguette.

Nous rendrons compte ailleurs des résultats détaillés de ces
expériences; je me borne ici à dire que le fait le plus remarquable qu'il nous fut donné d'observer fut une apparition très
rapide de la fatigue chez les sujets labyrinthiques. Tandis que,
par exemple, les sujets normaux, dans les séries successives, tou-
chaient le but seize à dix-huit fois en moyenne sur vingt, les
patients labyrinthiques donnaient dans les premières séries une
moyenne en général égale ou presque égale à celle des sujets
normaux; mais la fatigue apparaissait bientôt de telle sorte que
le but n'était atteint que quatre, six ou huit fois sur vingt. Après
avoir exécuté un petit nombre de séries d'expériences, ces
malades déclaraient souvent ne plus pouvoir continuer sans
se reposer. Dans les lésions labyrinthiques unilatérales, il ne fut
pas possible d'établir l'existence d'une influence constante du
labyrinthe malade sur le membre supérieur du même côté ou
du côté opposé.

Quelle interprétation faut-il donner aux faits que nous venons
d'exposer? S'il existait un tonus musculaire labyrinthique, au
sens qu'Ewald donne à cette expression, les fonctions muscu-

laires devraient présenter, chez nos sujets, des anomalies aussi bien en position horizontale qu'en station debout; ce qui n'est pas. Le tremblement musculaire, la fatigue rapide doivent donc, chez eux, s'expliquer par la difficulté d'orientation statique et dynamique : ces malades, pour rester debout, pour marcher, courir, toucher un objet les yeux fermés, doivent faire un effort beaucoup plus grand que les sujets normaux ; de là proviennent la fatigue si prompte, la prétendue asthénie. Une comparaison expliquera mieux mon idée : une personne qui monte pour la première fois à bicyclette fait des efforts musculaires exagérés et en partie incoordonnés pour se maintenir en équilibre dans cette position dont elle n'a pas l'habitude; elle se fatiguera par conséquent promptement, et, en effet, après avoir parcouru quelques centaines de mètres, elle peut se sentir déjà épuisée. Il en est de même pour quelqu'un qui n'a pas l'habitude de nager : un nageur de profession parcourt sans se fatiguer, pour ainsi dire, de très longs trajets sur mer, tandis qu'un individu inexpérimenté est déjà très fatigué au bout de quelques mètres. On pourrait multiplier facilement les exemples de ce genre. La prompte fatigue musculaire, les désordres moteurs différents et différemment interprétés ne doivent pas, à mon avis, être mis en relation avec une asthénie réelle, mais doivent plutôt être considérés comme la conséquence des contractions musculaires désordonnées et exagérées rendues nécessaires par les difficultés de l'orientation existant chez nos malades.

Je ne me dissimule pas que ces conclusions sont en opposition avec les théories admises généralement aujourd'hui par les physiologistes ; mais il me semble qu'elles découlent clairement des faits cliniques ; de toutes façons, le sujet mérite des recherches ultérieures.

Il suffira de constater ici, quant à ce qui concerne l'observation de nos malades atteints de pyo-labyrinthite, que chez eux le sens musculaire, la force musculaire, le sens de la pesanteur, le sens tactile sous ses diverses formes, ne présentent pas d'altérations constantes et facilement démontrables à l'aide des méthodes cliniques.

Altérations de la paroi labyrinthique et de l'oreille moyenne.

On peut arriver à la constatation de leur existence : a) d'après l'état fonctionnel du nerf facial ; b) d'après l'examen de l'oreille;

c) d'après ce qu'on trouve à l'opération dans les interventions sur l'oreille moyenne.

a) *Parésie ou paralysie du facial.* — Quand le processus pathologique de la caisse est assez grave pour déterminer des érosions et des destructions plus ou moins étendues de la paroi labyrinthique, le canal du facial peut lui-même être facilement envahi, dans son trajet intra-tympanique, par le pus et les granulations; malgré cela, le nerf facial, protégé par son névrilème, peut conserver longtemps son intégrité fonctionnelle et présente même dans quelques cas une résistance qui paraît vraiment merveilleuse. Les constatations qu'il n'est pas rare de faire dans les opérations radicales pour cholestéatome nous apportent le témoignage de la résistance puissante que le nerf facial oppose aux processus inflammatoires destructeurs; tout chirurgien se souvient d'avoir trouvé des cas dans lesquels les masses de cholestéatome avaient, par leur propagation, quelquefois complètement détruit le canal de Falloppe sur plus d'un centimètre, de telle sorte que le nerf était à nu, en contact immédiat avec les masses cholestéatomateuses et presque enveloppé par elles; et cependant sa fonction était restée intacte ou à peine légèrement altérée. Dans des cas de ce genre, le râclage un peu énergique des masses épidermiques ou des granulations peut provoquer la déchirure et la rupture du cordon nerveux suivies d'abolition totale et souvent permanente de sa fonction. Mais, en dépit de la résistance que le facial oppose ordinairement au processus pathologique, il finit par être atteint, et il en résulte de la parésie ou de la paralysie, le plus souvent quand la résistance organique des malades est diminuée d'une façon générale, en particulier chez les syphilitiques ou les tuberculeux ou quand le processus de suppuration se termine par la nécrose partielle ou totale du labyrinthe. Les déhiscences qui, nous le savons, se rencontrent quelquefois dans le revêtement osseux du nerf, facilitent évidemment l'extension de l'inflammation au nerf lui-même.

La topographie du canal facial, situé en quelque sorte en dehors de la capsule périotique, nous explique le fait que, dans les formes aiguës tout au moins, le facial soit atteint quelque temps avant les espaces labyrinthiques. C'est pourquoi, chez un patient ayant des phénomènes graves du côté de l'oreille moyenne, l'apparition d'une parésie ou d'une paralysie faciale peut être un symptôme prémonitoire de la propagation de l'inflammation aux cavités de l'oreille interne. Mais, à bien considérer les diverses modalités par lesquelles la suppuration de la caisse peut gagner l'oreille interne, on reconnaît la possibilité d'une lésion du facial à une période consécutive à l'invasion du labyrinthe par le pus, presque par voie secondaire. Ceci semble se produire surtout dans les formes pathologiques amenant la nécrose du labyrinthe, et Bezold, dans ses statistiques, note justement que la paralysie faciale était signalée habituellement un mois environ après l'apparition du premier vertige labyrinthique.

Ce même auteur a noté la paralysie faciale dans 80 % des cas de nécrose labyrinthique ; cinq fois sur dix, la paralysie fut permanente.

Dans d'autres cas, surtout quand la paralysie apparaît tardivement dans la nécrose labyrinthique, elle semble déterminée de façon presque mécanique par les tiraillements et la compression que le fragment nécrosé doit exercer sur le cordon nerveux quand, grâce à la poussée exercée sur lui par les granulations qui pullulent dans l'oreille interne, ce fragment traverse la paroi interne de la caisse, se fait jour dans l'oreille moyenne et de là parfois dans l'oreille externe. Ce sont ces cas dans lesquels l'élimination du séquestre est suivie, en un temps relativement court, de la cessation de la suppuration, de la disparition des douleurs, de l'organisation des granulations et de la restitution graduelle des fonctions du facial. La paralysie faciale des pyolabyrinthites offre les caractères fonctionnels bien connus qu'on observe en général dans les paralysies d'origine otique de ce nerf. C'est surtout le facial inférieur qui est atteint, et même dans les cas où le trouble fonctionnel est étendu au facial supérieur, le mouvement d'occlusion des paupières ne demeure pas complètement aboli ; comme on le voit dans la paralysie complète post-opératoire, l'abaissement de la paupière supérieure peut se maintenir jusqu'à semi-occlusion de la fente palpébrale, et cela très probablement parce que le facial du côté sain participe habituellement aussi à l'innervation de la paupière supérieure. La diminution d'excitabilité des muscles innervés par le facial, ou la réaction électrique de dégénérescence, ou enfin l'absence de toute contraction, tant pour le courant faradique que pour le courant galvanique, indiquent le degré différent de gravité des lésions.

b) Résultats de l'examen otoscopique. — L'examen otoscopique peut nous fournir d'importantes indications pour le diagnostic ; Lincke l'avait déjà fait remarquer. Naturellement, quand on n'a pas pratiqué une brèche osseuse artificielle, comme dans l'opération radicale, nous ne pouvons, à travers le conduit auditif externe, examiner directement que la partie de paroi labyrinthique opposée à la surface du cercle tympanique, en supposant que le tympan ait été détruit complètement par le processus pathologique, ainsi qu'il arrive le plus souvent dans le cas de pyo-labyrinthite. Nous pouvons donc examiner l'état des fenêtres, celui surtout de l'étrier, de la fenêtre ovale et du promontoire ; par contre nous ne pouvons pas avoir d'indications directes sur l'état d'un autre segment qui est facilement atteint dans les processus de pyo-labyrinthite, à savoir : la région du canal demi-circulaire horizontal externe. Après avoir enlevé avec précaution les polypes et les granulations qui pourraient occuper le fond du conduit auditif externe, après avoir pratiqué une bonne anesthésie à l'aide de la cocaïne ou de la stovaïne, après avoir, surtout dans le cas d'existence de granulations, obtenu l'ischémie de la région par des attouchements ou l'emploi d'un tampon à l'adrénaline, nous pourrons nous rendre compte *de visu* de l'état de la paroi labyrinthique ; par l'emploi prudent, contrôlé par la vue, d'un fin stylet, nous pourrons établir l'existence de parties cariées, de perforations de la paroi, ou encore de fragments osseux mobiles (séquestres). Cet examen au stylet, de nature assez délicate, n'est pas exempt de danger, car, comme il est aisé à comprendre, un attouchement un peu énergique, une fausse manœuvre provoquée par un brusque mouvement du patient peuvent compléter la luxation d'un étrier subluxé, finir de perforer une région cariée de la paroi, provoquer des lésions nouvelles sur des parties encore intactes du labyrinthe membraneux. On ne saurait jamais trop recommander la prudence dans l'ablation opératoire des granulations sises sur la paroi labyrinthique ; l'emploi des pinces, pour arriver à ce but, doit être accompagné des plus grandes précautions ; je connais des cas dans lesquels l'opérateur se trouva avoir saisi entre les extrémités de ses pinces les branches de l'étrier entourées et masquées par des granulations ; l'ablation involontaire de l'osselet fut suivie de phénomènes très sérieux de réaction labyrinthique ; et, dans des cas particulièrement malheureux, les malades moururent de leptoméningite diffuse qui s'était rapidement établie. De même, l'usage des caustiques chimiques, pour détruire les granulations venant de la paroi vestibulaire, n'est pas sans danger ; j'ai vu un cas dans lequel immédiatement après une cautérisation des granulations au nitrate d'argent faite par un de nos confrères les plus distingués, il survint une paralysie faciale qui ne guérit pas.

De tout cela découle la règle que les polypes, même quand ils se trouvent dans le conduit auditif externe, ne doivent pas être arrachés par traction violente à l'aide de l'anse ou des pinces, ni détruits par cautérisation diffuse ; mais, on doit autant que possible les sectionner d'une façon nette et avec la plus grande délicatesse au moyen de l'anse froide.

c) *Constatations faites lors de l'opération.* — On peut tirer d'importantes indications pour le diagnostic, de l'examen direct de la paroi vestibulaire de la caisse, rendue accessible à la vue par l'opération radicale pratiquée sur l'oreille moyenne.

L'exentération de celle-ci, dans l'opération dite radicale, qu'on fait aujourd'hui si fréquemment dans les formes les plus variées d'otorrhée à marche chronique, rebelles au traitement conservateur, a contribué beaucoup à faire progresser nos connaissances des lésions que la paroi labyrinthique peut présenter dans les pyo-labyrinthites. A ce sujet, il est utile de rappeler que les érosions pathologiques du canal demi-circulaire externe furent trouvées pour la première fois à l'opération. Il ne faudrait pas, cependant, croire qu'une fois la paroi labyrinthique de la caisse mise à nu même largement sur le sujet vivant, il soit facile de reconnaître avec certitude ses altérations éventuelles ; celles-ci sont très souvent masquées par l'existence de granulations fibreuses, de membranes cicatricielles qu'il n'est pas bon d'enlever ; l'étroitesse et la profondeur du champ opératoire, l'abondance du sang peuvent rendre peu fructueuses ces recherches toujours malaisées et délicates.

Ce n'est point ici l'endroit de m'appesantir sur la description détaillée des particularités techniques de l'exentération des cavités de l'oreille moyenne ; je me bornerai seulement à faire ressortir quelques points concernant l'examen de la paroi du labyrinthe. Il faut avant tout que l'ouverture des parties molles et la brèche osseuse soient le plus larges possible ; pour les parties molles, on y arrive (mieux que par le prolongement de la ligne d'incision cutanée jusqu'en avant du pavillon) en dégageant bien la paroi supérieure et surtout aussi la paroi inférieure du conduit membraneux, en détachant soigneusement les parties molles au niveau du segment antéro-inférieur de l'apophyse mastoïde. Il faut pratiquer l'hémostase avec beaucoup de soin ; quand on aura curetté exactement, à l'aide de cuillers tranchantes *ad hoc*, la cavité tympanique, l'aditus et l'antre dans tous leurs recoins, on emploiera des tampons imbibés d'abord d'eau oxygénée, puis de solution d'adrénaline à 1 pour 1000) ; on les laissera en place quelques minutes. Pour les délicates recherches à faire sur la paroi labyrinthique, il faudra que l'opérateur ait à sa disposition une bonne source lumineuse, de préférence le photophore électrique de Clar que j'emploie avec avantage non seulement dans ce temps particulièrement important de l'opération, mais même dans les temps antérieurs, tout de suite après l'incision rétro-auriculaire des parties molles.

Dans les cas ordinaires de cholestéatome et de granulations mélangées à du pus concret et fétide dans les cavités de l'oreille moyenne, la paroi vestibulaire, une fois soigneusement débarrassée de tous les produits inflammatoires énumérés plus haut, présente une surface osseuse d'un blanc intense de laquelle ont disparu ou se sont atténués les détails anatomiques normaux : les saillies se sont aplanies par suite de l'usure du tissu osseux, les dépressions et les *recessus* sont comblés en partie par des hyperostoses. Il ne reste aucune trace des deux grands osselets, ou à peine tout au plus quelques fragments que la carie a rendus plus petits ; la tête et les branches de l'étrier ont le plus souvent disparu et la base de cet osselet est soudée aux contours de la fenêtre ovale et forme corps avec eux ; la niche de celle-ci est presque complètement remplie d'os néoformé. Parfois, les dépressions des fenêtres, la saillie du canal semi-circulaire externe ont disparu et la paroi labyrinthique est presque uniformément lisse ; dans d'autres cas, on ne peut arriver à mettre à nu cette paroi qui est tapissée par la muqueuse épaissie, assez adhérente et de couleur blanchâtre ; dans ces cas, nous ne jugeons pas bon, pour découvrir des altérations éventuelles de la paroi, de râcler la muqueuse avec trop d'énergie ; cette membrane représente, en effet, toujours, un moyen de défense du labyrinthe contre le processus infectieux de l'oreille moyenne.

Dans les cas de pyo-labyrinthite, on peut faire des constatations tout à fait typiques ; nous citerons les suivantes :

1° La caisse et l'antre sont occupés par du pus et des granulations qui ont détruit la paroi vestibulaire sur des trajets plus ou moins étendus ; le stylet s'enfonce vers les espaces labyrinthiques sans rencontrer de résistance. On n'aperçoit aucune trace de la structure anatomique de cette paroi et en particulier de l'étrier ni des fenêtres. De petits fragments d'os carié sont englobés et masqués par les granulations ; parfois ce sont des fragments d'os nécrosé, de couleur noirâtre. Ordinairement, dans des cas aussi graves, on peut, avant l'opération, constater une paralysie faciale complète.

2° Dans des cas de gravité moindre, on remarque des régions d'étendue variable, le plus souvent sur le promontoire ou dans son voisinage, dans lesquelles l'os semble carié, rouge, rugueux, rougeâtre, tapissé d'une mince couche de granulations très adhérentes ; cependant le stylet ne fait pas découvrir de perforation. Le reste de la paroi labyrinthique est très altéré et ne présente plus trace de la structure normale.

3° Les conditions qu'on peut rencontrer dans les lésions du canal semi-circulaire horizontal externe sont très caractéristiques et ont fait l'objet d'études spéciales de la part de Jansen.

Il décrit la simple dépression ou aplatissement, par usure, de la saillie qui par sa convexité forme, sur la paroi interne de *l'aditus*, le canal semi-circulaire externe ; dans quelques cas de cette catégorie, la lumière du canal apparaît comme une ligne délicate et sombre. Jansen pense que cette ligne sombre est due à l'existence de granulations dans l'intérieur du canal, provoquées par des phénomènes inflammatoires venus, soit du vestibule, primitivement atteint, envahi par la suppuration de la caisse, soit, plus rarement, d'autres canaux semi-circulaires ; cependant, il n'élimine pas la possibilité que cet aspect soit produit uniquement par l'amincissement du tissu osseux avec intégrité de la lumière du canal [1].

Dans d'autres cas, on reconnaît l'existence de réelles pertes de substance de la paroi osseuse du canal semi-circulaire dont nous parlons ; elles peuvent avoir toutes les formes et toutes les dimensions, depuis les petites perforations ponctiformes jusqu'aux grandes ouvertures irrégulières. Sur 137 cas étudiés par Jansen, dans 124, l'érosion atteignait le canal semi-circulaire horizontal externe, dans sept, le canal vertical supérieur et dans six, la branche commune des deux canaux verticaux.

Von Stein donne des règles spéciales pour déterminer cliniquement si, dans les cas d'érosion du canal semi-circulaire externe, l'érosion intéresse seulement le canal osseux avec intégrité du canal membraneux ou si celui-ci est aussi intéressé. Il faut poser en principe qu'on ne doit jamais sonder un canal osseux ouvert, mais qu'on doit tout d'abord s'assurer si le canal membraneux est déjà ouvert ; dans ce dernier cas, on a les signes suivants :

a) Aux extrémités de la gouttière osseuse, quand la paroi externe du canal semi-circulaire osseux a disparu ou a été enlevée, on voit deux ouvertures quand on nettoie soigneusement ces points avec du coton.

b) On constate des pulsations des gouttes des liquides avec lesquels on lave la région.

---

1. Mes observations me permettent de confirmer cette dernière interprétation.

— 89 —

c) Après nettoyage de ces endroits, on les voit se remplir de nouveau de pus.

d) En pressant légèrement sur l'étrier avec un petit tampon de coton, on fait sortir du liquide [1].

4° La paroi labyrinthique, quand on a fait le nettoyage de la caisse et de l'antre, apparaît recouverte d'une membrane fibreuse, blanchâtre, presque superficielle, étroitement adhérente au tissu osseux sous-jacent : elle masque complètement la paroi osseuse et il serait imprudent, à cause de la possibilité de léser le facial et le labyrinthe, de vouloir l'enlever de force. Ces cas, ordinairement, sont caractérisés cliniquement soit par des phénomènes purement irritatifs, de caractère transitoire, provenant du labyrinthe membraneux, soit, plus rarement, par des symptômes indiquant une participation sérieuse du labyrinthe au processus morbide de la caisse. L'existence de la membrane tapissant la paroi osseuse nous empêche de nous faire, grâce à l'opération, une idée exacte de l'état de la paroi labyrinthique.

5° Dans d'autres cas, plutôt rares, on peut se rendre compte d'une façon certaine que la fenêtre ovale a été ouverte ; on peut constater l'existence d'une perforation bien circonscrite du promontoire, etc., etc.

B. — Symptômes se rapportant aux altérations endo-craniennes qui accompagnent la pyo-labyrinthite. — Ce groupe de symptômes est si fréquent et si caractéristique dans les cas de pyo-labyrinthites que quelques auteurs n'ont pas hésité à le considérer comme élément constituant du tableau nosologique de la pyo-labyrinthite, bien que, à strictement parler, ils soient, au contraire, dus à des altérations endo-craniennes concomitantes. C'est encore une question très discutée de savoir quelles sont exactement ces altérations, quels sont leur mécanisme de production et leurs particularités anatomo-pathologiques ; car, dans les cas de pyo-labyrinthite guéris, les constatations ne peuvent, évidemment, avoir lieu et dans ceux où elle se termine par la mort, on trouve seulement à l'autopsie des lésions très graves des méninges, de l'encéphale, ayant un caractère terminal. Aussi bien l'étude de cette catégorie de symptômes que les indications diagnostiques qu'on peut tirer de la ponction lombaire, rendent

1. Dans de rares cas, on a vu la lymphe couler lentement de la fistule du canal semi-circulaire externe (Brunner : *Archiv. f. Ohrenheilk.* 51, p. 240, 1902). Tilley (*Société otolog.* de *Londres*, 1905, vol. VI, p. 40) vit dans un des cas du pus sortir, sous forme d'un courant saccadé, d'une fistule placée au-dessus du canal semi-circulaire externe.

très probable l'opinion que les symptômes d'altération endo-cranienne accompagnant ordinairement la pyo-labyrinthite, sont en rapport avec une leptoméningite à exsudat plutôt séreux que nettement purulent. Ces symptômes, représentés essentiellement par la céphalée, la papillite (névrite) optique, par le ralentissement du pouls, par l'augmentation de pression du liquide céphalo-rachidien clair et stérile, qu'on peut obtenir par ponction lombaire, ces symptômes, dis-je, témoignent incontestablement d'une augmentation de pression endo-cranienne. Mais, cette augmentation est-elle provoquée par une simple méningite séreuse diffuse ou bien par un foyer de leptoméningite voisin du temporal malade ? La méningite séreuse est-elle due seulement à l'absorption des toxines et à l'action irritante exercée sur la pie-mère par ces produits issus des microbes pathogènes existant dans l'oreille moyenne et dans l'oreille interne ? Ou bien faut-il, pour cette forme de leptoméningite diffuse, admettre aussi l'action directe de micro-organismes ayant pénétré dans la cavité cranienne, tout en n'étant pas assez virulents pour provoquer une méningite purulente ? Tels sont les problèmes auxquels il n'est pas possible, aujourd'hui, de donner une solution définitive.

Sans entrer, ce qui serait hors de propos, dans l'examen détaillé des théories pathogéniques de la méningite séreuse, nous rappellerons seulement que la clinique permet de reconnaître deux types principaux de cette affection : l'un qu'on trouve surtout chez les enfants et qui donne lieu à un syndrome vraiment méningitique : fièvre très élevée, vomissements, déviation conjuguée des globes oculaires, rigidité de la nuque et de la colonne vertébrale, signe de Kernig; bref, un ensemble de symptômes qui font croire fortement à la méningite purulente ou tuberculeuse, mais qui s'en différencient en ce que ces phénomènes disparaissent en quelques heures, comme par enchantement, à la suite d'interventions qui ont pour effet, soit de diminuer la pression exagérée du liquide céphalo-rachidien (ponction lombaire), soit de donner issue au pus collecté dans l'oreille moyenne (paracentèse), car cette forme de méningite séreuse s'observe le plus souvent dans les otites moyennes aiguës, non perforées, des enfants. Avant l'emploi de la ponction lombaire, on pouvait supposer aussi que ces phénomènes menaçants, dont nous parlons, dussent être regardés, chez les enfants, comme possédant un caractère nerveux réflexe ayant pour point de départ les lésions de l'oreille moyenne ; la ponction lombaire a permis, au contraire, de rattacher ces phénomènes à une véritable méningite séreuse, à une forme d'hydrocéphalie aiguë.

Je rapporterai, à titre d'exemple, un cas de méningite séreuse que j'ai observé chez une enfant.

Maria G..., 8 ans, a toujours été maladive; rougeole à six mois; à 4 ans 1/2 pneumonie et coqueluche; scarlatine l'année dernière.

Huit jours avant son entrée à la clinique, elle fut prise de violentes douleurs à l'oreille droite sans écoulement de pus; deux jours avant l'admission, elle eut une fièvre très forte, des vomissements, céphalée intense, cri méningitique, rigidité marquée de la nuque. Ces symptômes s'aggravèrent malgré l'administration de calomel. L'enfant est admise d'urgence à la clinique le 11 janvier 1906, au soir.

Le 12, au matin, la température est d'environ 40°; pouls 140. La petite malade a l'air gravement atteinte; elle se plaint de violentes douleurs à l'oreille droite, dans toute la tête, à la nuque; vomissements. Cependant, elle ne présente pas le signe de Kernig. Le tympan droit est très rouge, saillant et offre, dans le segment postéro-supérieur, une zone jaunâtre due à un exsudat purulent collecté dans la caisse.

Sur-le-champ : narcose au bromure d'éthyle; large paracentèse avec issue d'un pus épais et abondant. Tamponnement, pansement.

Le soir, à six heures, l'exsudat de la caisse est abondant, séro-purulent, teinté de rouge (hématine). Les douleurs et les vomissements persistent.

Température du 11 janvier. *Soir* : 6 heures, 38°7; 7 heures, 40°; 8 heures, 39°; 11 heures, 39°8.

Température du 12 janvier. *Matin* : 5 heures, 39°; 8 heures, 38°; 11 heures, 40°4; *après-midi* : 2 heures, 40°1; 5 heures, 38°7; 8 heures, 39°; 11 heures, 39°1.

La malade passa une nuit très agitée; elle gémissait continuellement. Le matin : ponction lombaire; il sort un liquide parfaitement clair sous une forte pression. On en retire, avec de longs intervalles, vingt centimètres cubes. L'examen bactériologique démontre sa complète stérilité. L'exsudation par le conduit est toujours abondante.

Le 13 au soir, l'état n'a presque pas changé : cris méningitiques ininterrompus; pouls rare. Examen ophtalmoscopique négatif. La pression sur le rachis est douloureuse; les mouvements de la tête sont également douloureux; léger degré de rigidité de la nuque; vomissements. Pansement.

Température du 13 janvier : 2 heures, 39°4; 5 heures, 38°3; 8 heures, 38°4; 11 heures, 40°1; 2 heures (*après-midi*), 40°3; 5 heures, 39°9; 11 heures, 39°6.

Le 14, à 2 heures du matin, brusque défervescence : 36°8; à partir de ce moment, la fièvre n'a plus reparu en même temps que tous les symptômes allaient en s'atténuant rapidement. De même l'otite suppurée guérit promptement.

L'autre type de méningite séreuse nous intéresse particulièrement parce qu'on le rencontre chez les adultes et qu'au lieu d'escorter, comme chez les enfants, les suppurations de l'oreille moyenne, il accompagne celles du labyrinthe. A ce second type, les phénomènes méningitiques nets font défaut le plus souvent : température élevée, rigidité de la nuque, déviation des yeux, signe de Kernig. Par contre, on trouve seulement des symptômes dépendant d'une augmentation de pression intracranienne. Les principaux sont, comme nous l'avons dit, la céphalée, la névrite optique, le ralentissement du pouls. La fièvre, qui peut être absente, est ordinairement modérée ; elle oscille aux environs de 37° 6 et peut aller le soir jusqu'à 38° ; mais, comme, au lieu de la rattacher aux phénomènes de méningite on peut la faire dépendre simplement de l'existence d'un foyer purulent circonscrit de l'intérieur du temporal, nous pourrons considérer l'élévation de la température comme un signe de suppuration.

a) Céphalée. — Les douleurs sont un des symptômes les plus fréquents et les plus gênants, soit que le patient les localise dans la profondeur de l'oreille malade, et alors on peut penser qu'elles sont en rapport avec la carie de l'os, soit qu'elles soient étendues à toute la tête et plus particulièrement à la moitié correspondant à l'oreille malade. Dans ce dernier cas, la céphalée est presque continuelle, avec des exacerbations surtout nocturnes, parfois assez violentes pour priver le patient de sommeil. Ordinairement, elle résiste aux analgésiques et à l'iodure de potassium. Elle est, comme dans les complications endocraniennes, un symptôme particulièrement grave qui mérite de retenir toute l'attention du chirurgien.

b) La névrite (papillite) optique est moins fréquente dans la méningite séreuse accompagnant la pyo-labyrinthite. Elle est, en outre, légère ; pour ma part, je n'hésite pas à penser que, lorsque dans un cas de pyo-labyrinthite on trouve une papillite bilatérale grave, on doit songer à la possible coexistence d'un abcès du cerveau. Je ne nie pas cependant que la papillite ne puisse être aussi provoquée par la méningite séreuse simple ; c'est peut-être ainsi que s'explique l'affirmation de quelques auteurs qui sont d'avis que cette lésion peut être causée aussi seulement par des altérations du temporal. C'est le cas pour la pyo-labyrinthite ; mais, suivant moi, il faut toujours admettre une lésion endocranienne coexistante, facteur déterminant directement la papillite, c'est-à-dire la méningite séreuse.

c) Ralentissement du pouls. — Ce symptôme qui peut exister dans d'autres processus morbides endo-craniens n'offre pas dans la leptoméningite séreuse de particularités différentielles dignes de remarque.

Un phénomène caractéristique de la méningite séreuse accompagnant la pyo-labyrinthite, c'est la tendance à présenter des atténuations et des exacerbations intermittentes des symptômes. Quand le processus pathologique qui se déroule dans l'oreille interne subit une aggravation, les exacerbations de la méningite se succèdent à des intervalles toujours plus courts et avec des caractères toujours plus graves, jusqu'à la brusque entrée en scène des phénomènes caractéristiques de la leptoméningite purulente diffuse, laquelle amène rapidement la mort du malade. Inversement, quand la période d'invasion aiguë du labyrinthe par le processus de suppuration de la caisse est passée, les symptômes de réaction méningée, souvent graves, surtout chez les sujets jeunes, peuvent, après des interventions convenables sur l'oreille moyenne ou sur le labyrinthe, s'atténuer promptement et disparaître tout à fait lorsque l'affection labyrinthique arrive à guérir.

Nous avons dit plus haut que la théorie de la méningite séreuse est loin d'être bien définie. Les observations cliniques démontrent qu'il y a de vraies leptoméningites purulentes diffuses, causées par les pyo-labyrintites, constatées à l'autopsie, alors que la marche des symptômes pendant la vie ressemblait parfaitement à celle de la méningite séreuse simple ; ces observations viennent à l'encontre de l'opinion d'après laquelle la méningite séreuse serait bien distincte de la purulente, de par son mécanisme de production et de par ses particularités anatomo-pathologiques.

Les méningites purulentes par pyo-labyrinthite marchent parfois d'une façon latente pendant une longue période et la salle d'autopsie nous réserve, à ce sujet, les plus grandes surprises. Il faudra donc être très prudent dans le diagnostic de méningite séreuse pour les cas de pyo-labyrinthite et surveiller les patients, même pendant les intervalles de bien-être relatif, en les considérant toujours comme atteints d'une affection grave.

C. — Symptômes se rapportant a l'existence d'un foyer de suppuration a l'intérieur du temporal. — Parmi les symptômes qui, chez nos malades, peuvent être en rapport avec l'existence d'un foyer de suppuration à l'intérieur du temporal, il faut considérer tout d'abord la fièvre et le dépérissement général. On comprend que l'importance et la signification de ces symptômes puissent être l'objet de controverse tant à cause de la petitesse relative du foyer que de l'existence concomitante, dans ce cas, comme nous l'avons vu, d'altérations méningées.

L'observation attentive du petit nombre de cas de pyo-labyrinthite dans lesquels font défaut des altérations concomitantes notables de la caisse et de la cavité cranienne, permet cependant de penser, avec une grande vraisemblance, que la suppuration qui a lieu dans l'oreille interne ne provoque pas, par elle-même, la température fébrile. Dans un cas singulièrement instructif que Lindt [1] put suivre avec soin, même à la période très aiguë de l'invasion du labyrinthe par le pus, non seulement il n'y eut aucune élévation de température imputable aux lésions labyrinthiques, mais même il y eut plutôt hypothermie.

Puisque, d'autre part, les affections chroniques suppurées de l'oreille moyenne et des cavités mastoïdiennes ne sont accompagnées de réaction fébrile qu'aux périodes où le processus devient aigu ou dans les cas de rétention de l'exsudat, il est évident que l'existence d'une légère augmentation de température (de 37° à 38°) chez les patients atteints de pyo-labyrinthite, doit, quand on peut exclure d'autres causes, être attribuée à ces processus de réaction méningée dont nous avons eu occasion de parler. De tout cela découle la règle suivante : chez les malades présentant des symptômes labyrinthiques consécutifs à des altérations purulentes de la caisse, l'apparition et la persistance, même d'un léger degré d'augmentation vespérale de la température, sont des symptômes toujours sérieux qui autorisent un traitement local énergique, parce qu'ils peuvent être le prélude de l'explosion violente et soudaine de la leptoméningite purulente.

Marche et terminaison.

Ainsi qu'il découle de l'étude de l'anatomie pathologique, les pyo-labyrinthites ne constituent pas une forme morbide bien déterminée et unique, mais plutôt une série tout entière de formes morbides, variant avec la localisation et la qualité de l'agent infectieux ; on comprend donc comment la marche et la terminaison sont très différentes dans les divers cas. Il est vrai qu'on peut, en général, reconnaître quelques types cliniques principaux et caractéristiques, autour desquels on peut facilement grouper la majorité des cas, tandis que les autres cas représentent des formes de transition.

Le plus souvent, le passage brusque de l'agent infectieux de

1. *Zeitschrift f. Ohrenheilk.*, vol. 49, p. 301.

l'oreille moyenne dans le labyrinthe est marqué par l'apparition soudaine, au cours d'une otite moyenne chronique suppurée négligée, de violentes douleurs à l'oreille malade et à la moitié correspondante de la tête, de parésie ou de paralysie faciales, de symptômes tumultueux de réaction labyrinthique (vertiges intenses, persistants, nausées, vomissements, nystagmus, etc.) et d'une aggravation de la surdité, de telle sorte qu'il n'est pas rare que le diapason vertex, latéralisé jusqu'à ce jour du côté malade, vienne alors se latéraliser à l'oreille saine ou moins malade. L'examen fonctionnel révèle à ce moment une abolition totale de l'audition de l'oreille atteinte.

Le tableau pathologique qui, par sa violence, fait une impression sinistre sur le malade et son entourage est ordinairement rendu plus grave encore par des symptômes de réaction méningée qu'on tend à attribuer aujourd'hui à la méningite séreuse.

La marche clinique peut varier. Une distinction importante est fondée sur le fait (que nous avons déjà signalé à l'anatomo-pathologie) que le processus de suppuration peut demeurer circonscrit seulement à un des segments du labyrinthe ; l'infection n'a pas alors tendance à gagner tout le labyrinthe et à plus forte raison la cavité cranienne ; le processus de suppuration arrive à guérir. Dans d'autres cas plus nombreux, qui comportent un pronostic plus grave, l'infection s'étend à tout le labyrinthe et gagne facilement la cavité cranienne.

On peut, au point de vue clinique, distinguer trois catégories principales de formes morbides ; elles ont leurs pendants exacts dans les faits anatomo-pathologiques que nous avons déjà étudiés.

Dans une première catégorie de cas, qui comprend aussi les pyo-labyrinthites circonscrites, les phénomènes d'irritation qui sont ceux qui, ordinairement, amènent par leur intensité le malade à recourir au spécialiste, et, quand il s'agit d'un malade indigent, l'obligent à se faire admettre d'urgence dans un hôpital (où, le plus souvent, on fait immédiatement le diagnostic de méningite), ces phénomènes, dis-je, s'atténuent en quelques jours et si le traitement des lésions auriculaires est fait de façon rationnelle et énergique, l'affection peut guérir lentement, la fonction labyrinthique restant compromise pour toujours. Quelques cas appartenant à cette catégorie sont caractérisés par l'absence de phénomènes aigus d'irritation, d'autres par une marche chronique, dès le début, du processus pathologique du labyrinthe.

Dans une seconde catégorie de cas, la guérison opératoire n'a lieu qu'après l'élimination spontanée ou l'extraction, par une intervention chirurgicale, d'une partie plus ou moins nécrosée du labyrinthe ; le plus souvent, le processus morbide se termine également par guérison.

Dans une dernière série de cas, les symptômes vont au contraire en s'aggravant dès la crise du début et le malade meurt au milieu des phénomènes de lepto-méningite purulente ou d'abcès du cerveau. Parmi les cas de cette dernière série, quelques-uns sont caractérisés par la rapidité de la marche de l'affection qui enlève le malade à bref délai, d'autres sont marqués par une marche lente ou franchement rémittente ; les symptômes graves de l'invasion du labyrinthe s'atténuent rapidement dans les premiers jours et on voit survenir des périodes alternées d'exacerbation et de rémission, jusqu'à ce que, en dernier lieu, éclatent brusquement les symptômes de la lepto-méningite purulente aiguë à laquelle le malade succombe rapidement.

En résumé, l'invasion du labyrinthe peut être suivie :

I. D'atténuation de tous les symptômes et de guérison ;

II. De nécrose du labyrinthe se terminant par la guérison ou par la mort ;

III. D'aggravation des symptômes et de mort par lepto-méningite ou par une autre complication ; *a*) avec une marche rapide ; *b*) avec une marche lente ou rémittente.

Nous allons passer maintenant en revue les divers types cliniques que nous avons indiqués.

PREMIÈRE CATÉGORIE

Invasion du labyrinthe suivie de guérison

Dans ces cas, même si on arrive à découvrir pendant une intervention l'existence d'une érosion ou d'une perforation de la paroi labyrinthique, il est évidemment difficile de prouver que la suppuration a envahi réellement tout ou partie du labyrinthe et qu'il ne se soit pas agi, pour une bonne part au moins, de phénomènes d'irritation.

Il y a des cas dans lesquels, après l'explosion brusque de phénomènes labyrinthiques graves, la guérison survient sans qu'une intervention chirurgicale sur l'oreille moyenne soit nécessaire : elle se produit simplement grâce au traitement rationnel de l'otite moyenne suppurée. Dans ces cas, la persistance de l'abolition fonctionnelle du labyrinthe attesterait seule la destruction du labyrinthe membraneux. Mais, même dans les cas où il y a eu opération sur la caisse, l'état de la paroi du labyrinthe peut laisser des doutes sur la pénétration du pus de la caisse dans la cavité labyrinthique. Nous rappellerons à ce sujet que l'étude de l'anatomie pathologique de ce genre de cas démontre que les perforations et les érosions de parties de la paroi du labyrinthe peuvent n'être que microscopiques et échapper à l'examen macroscopique même le mieux conduit. Inversement, l'existence de lésions graves de la paroi du labyrinthe (segments circonscrits cariés ou nécrosés) n'est pas suffisante pour établir la destruction du labyrinthe par le pus, parce que le périoste interne des cavités labyrinthiques est en mesure d'opposer une longue résistance à la pénétration de l'agent infectieux dans ces cavités.

Nous devons, en outre, nous souvenir que certaines observations montrent comme possible le fait que, une fois la pénétration du pus dans le labyrinthe effectuée, elle se limite à un ou plusieurs segments de celui-ci et que l'abolition fonctionnelle qui en résulte soit seulement partielle.

Pour les motifs ci-dessus nous ne pouvons pas, dans cette première catégorie de cas, établir avec certitude le diagnostic de pyo-labyrinthite, mais soupçonner l'existence de celle-ci avec des probabilités plus ou moins grandes en nous fondant sur l'observation exacte des symptômes. Parmi ces derniers, ce sont surtout ceux d'abolition et particulièrement d'abolition acoustique qui ont une valeur plus grande, car les symptômes d'abolition du labyrinthe non acoustique sont, surtout dans les cas unilatéraux, assez difficiles à vérifier; tandis que les symptômes d'irritation pure et simple, bien qu'à un degré marqué, n'indiquent pas obligatoirement que l'invasion du labyrinthe par le pus ait eu lieu.

I. — Dans un premier groupe de cas appartenant à cette catégorie, même en l'absence de constatations positives à l'opération, il y a lieu d'admettre que le labyrinthe a été détruit par le pus. Le cas suivant que j'ai observé en est la preuve.

Otite purulente chronique à droite. Graves phénomènes de réaction labyrinthique. Guérison avec abolition totale de l'audition et sans opération sur l'oreille moyenne.

Giuseppe C., maçon, 18 ans, otorrhée à droite depuis 7 ans environ, que le malade n'a jamais soignée et qui semble ne lui avoir jamais causé ni douleurs, ni bruits d'oreille. Brusquement, le sujet, sans doute à la suite d'excès bachiques (c'était dans les derniers jours du Carnaval de 1906) fut pris d'étourdissements, de céphalée intense, de violents bourdonnements de l'oreille droite, de vertiges, de vomissements persistants et peut-être aussi de fièvre. Il ne pouvait se tenir debout tout seul. Au bout de deux jours, les phénomènes semblèrent vouloir s'atténuer, mais l'amélioration fut de courte durée et, le 4e jour, le 2 mars, il fut admis d'urgence à ma clinique.

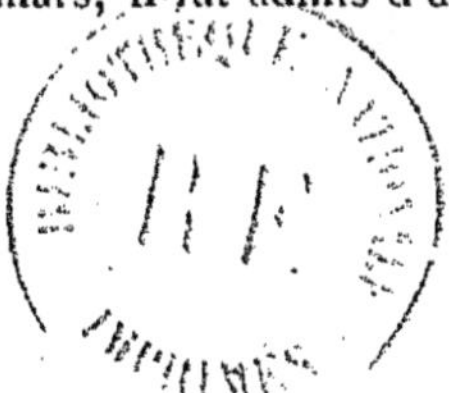

A son entrée, le malade avait l'air très gravement atteint ; il ne pouvait qu'à grand'peine se tenir debout et marcher et encore soutenu par deux personnes ; il était continuellement en proie à des crises de vomissements et à des crises de nausées; anorexie complète ; constipation ; légère augmentation vespérale de la température. Chaque mouvement aggravait les souffrances. Les mouvements de la tête et la palpation des muscles du cou étaient également douloureux.

Abondante exsudation purulente et fétide dans le conduit externe droit dont le calibre est large ; le tympan est en grande partie conservé, tendu et saillant dans le segment postéro-supérieur ; petite perforation en avant et en bas. L'oreille gauche est normale. L'ouïe est complètement abolie à droite ; le *Weber* est latéralisé à l'oreille gauche saine ; le *Schwabach* est diminué. Le champ auditif pour les divers sons du diapason à droite est un champ apparent, comme on le trouve d'une façon caractéristique dans les surdités unilatérales totales.

Il y a aussi de graves phénomènes frappant le labyrinthe non acoustique. Comme nous l'avons dit, la station debout, sans appui et même les jambes écartées, est difficile ; elle est impossible, les yeux fermés. Nystagmus spontané dans toutes les directions des yeux, surtout quand le malade regarde à gauche. Par la rotation active de droite à gauche, le nystagmus, quand le malade regarde à droite est peu augmenté ; par la rotation de gauche à droite, même au bout de trois tours seulement, on obtient une forte exagération du nystagmus vers la gauche.

Examen pupillaire et ophtalmoscopique négatif.

Grâce au traitement de l'oreille moyenne, consistant essentiellement à assurer un bon drainage du pus de la caisse, repos au lit, dérivatifs intestinaux, etc., les phénomènes s'amendèrent rapidedement, dans les premiers jours après l'admission à la clinique, mais bientôt, il survint une nouvelle aggravation marquée, occasionnée peut-être par des écarts de régime : céphalée très intense; vomissements, stupeur, etc. L'aggravation fut de courte durée et à partir de ce moment tous les troubles, en premier lieu ceux de l'équilibre s'amendèrent peu à peu. Le malade peut se tenir debout les jambes rapprochés, même avec les yeux fermés ; il peut se tenir debout sur une seule jambe avec les yeux ouverts et mieux sur la gauche que sur la droite. Par contre, il ne peut se tenir debout, les yeux fermés, sur une seule jambe et sur la pointe des pieds. La marche est toujours incertaine, même avec les yeux ouverts, l'occlusion des yeux provoque une titubation très considérable avec tendance à dévier à droite. Au bout d'environ dix jours, le nystagmus spontané persiste seulement quand le regard est dirigé latéralement ; la suppuration de l'oreille est très diminuée ; les douleurs ont disparu : les bruits persistent ; la marche et la station debout sont améliorées. Il reste seulement une surdité totale à droite avec latéralisation nette du Weber à gauche.

Le malade sort de la clinique et continue sans incidents le traitement à la consultation.

..

II. — Dans un deuxième groupe de cas l'opération radicale permet de reconnaître non pas de vraies perforations, mais des lésions diffuses de la paroi labyrinthique, capables de faire supposer de graves altérations de l'oreille interne.

Syphilis héréditaire ; otite moyenne suppurée chronique à gauche. Graves phénomènes de réaction labyrinthique. Intervention sur la caisse : carie de la paroi du labyrinthe. Guérison avec persistance de l'abolition totale de l'audition..

Maria A. 14 ans ; couturière. Le père avoue avoir eu la syphilis. Mortalité considérable des enfants. La patiente fut toujours très malade ; elle eut les maladies exanthématiques ; à 7 ans, elle fut très gravement atteinte de bronchite, de pneumonie et ensuite de fièvre typhoïde. Elle resta alors 40 jours à l'hôpital et eut une rechute à la sortie. Otorrhée à gauche depuis plus de deux ans (et probablement depuis l'enfance) ; elle fut traitée de façon incomplète. Il n'y eut jamais de douleurs d'oreilles. Brusquement, la malade fut prise de violentes douleurs à l'oreille gauche, de vomissements, de vertige, de forte fièvre. Ces phénomènes ne s'amendant pas, elle fut, au bout de 8 jours, admise à ma clinique le 17 février 1905.

Le malade est frêle, pâle, avec facies adénoïdien. Pas de dents d'Hutchinson ; le signe ophtalmoscopique d'Antonelli bien manifeste aux deux yeux. Pus fétide dans le conduit auditif gauche. On ne peut de ce côté démontrer avec certitude aucune perception acoustique. Le Weber (64 et 128 vibrations) est nettement latéralisé à l'oreille droite saine. La malade marche les yeux ouverts avec quelque hésitation ; les yeux fermés, la démarche est titubante avec tendance à dévier à gauche. La station sur un seul pied, même avec les yeux ouverts est très difficile ; mais malgré des tentatives nombreuses, on ne peut réussir à établir avec certitude si la difficulté est plus grande pour la jambe droite ou pour la gauche. Réflexes rotuliens exagérés des deux côtés et à peu près égaux. Pupilles larges, égales, réagissant bien.

Nystagmus spontané horizontal, quand le regard est dirigé latéralement ; s'il est dirigé à droite les oscillations des globes sont plus courtes et deux fois plus fréquentes que quand il est dirigé vers la gauche : deux tours seulement augmentent considérablement le nystagmus conformément à la règle.

Le 20 février, opération radicale par le procédé Zaufal-Stacke. Les cavités de l'oreille moyenne, les cellules mastoïdiennes sont étroites et contiennent du pus et des granulations en petite quantité : pas de cholestéatome. On enlève le marteau enveloppé de granulations ; pas de traces de l'enclume ni de l'étrier. Il ne reste plus de vestiges de la structure normale de la paroi du labyrinthe ; la saillie

du canal semi-circulaire horizontal externe est à peine marquée. On
ne découvre ni perforations, ni érosions, mais on note que surtout
au niveau du promontoire, l'os est rouge, irrégulier sur sa surface et
atteint de façon diffuse. Des granulations proviennent aussi de la
partie antérieure du bloc du facial ; il y a, en outre, hyperostose diffuse
de la partie profonde du conduit auditif osseux. Plastique du conduit.
Tamponnement. Pendant l'intervention, on ne remarqua ni contraction du facial, ni nystagmus.

5 mars 1906. Les troubles de l'équilibre et le nystagmus, bien
qu'atténués, persistent encore. Le nystagmus vers la gauche a toujours le caractère de petites secousses très fréquentes.

1er mai 1906. La suppuration de l'oreille est presque complètement guérie : les troubles de l'équilibre ont aussi presque entièrement disparu ; il ne reste seulement qu'une surdité absolue à
gauche.

*
* *

III. — Un groupe important de cas qui guérissent nous
ramène, au point de vue clinique, au problème que nous avons
déjà discuté au point de vue anatomo-pathologique, à propos de
l'existence possible de suppurations non étendues à tout le labyrinthe, mais circonscrites à une de ses parties.

Nous devons admettre *a priori* que si ces formes circonscrites existent, elles ont une marche et une issue plus bénignes
que les formes diffuses qui amènent facilement la mort des
sujets; par conséquent, les formes circonscrites ne seront pas
représentées du tout ou ne le seront que pauvrement dans le
matériel anatomo-pathologique dont nous disposons. Nous avons
vu qu'il en est justement ainsi, et qu'en l'absence de preuves
positives, il règne encore une grande divergence dans les opinions à ce sujet. Les constatations anatomo-pathologiques qui
parlent en faveur de l'existence possible de foyers purulents circonscrits dans le labyrinthe sont peu nombreuses, mais ne font
pas tout à fait défaut. Hinsberg, dans un travail récent, est en
mesure de citer comme probants six procès-verbaux d'autopsie[1].

Comme nous pouvions nous y attendre, il y a, au contraire,
abondance de cas cliniques qui peuvent être interprétés comme
la manifestation de foyers purulents circonscrits du labyrinthe :
troubles graves du côté du labyrinthe non acoustique avec conservation de la fonction du labyrinthe acoustique ou *vice versa,*

---

1. Ce sont ceux de JANSEN (*Arch. f. Ohrenheilk.*, vol. 35, cas 153) ; de
ZERONI (*ibid.*, vol. 63, p. 174), de GRÜNERT et DALLMANN, cas 4 et cas 11
(*ibid.*, vol. 63), de HINSBERG (*Deutsche med. Wochenschrift*, 1904, p. 39), de
GOERKE (*Naturforscherversammlung*, Breslau, 1904).

mais il faut ajouter de suite qu'en l'absence de constatations micro-pathologiques, on ne peut refuser à ces faits d'autres interprétations; on peut aussi bien supposer que dans ces cas, il s'agit de lésions non suppurées de la capsule périotique (para-labyrinthite de von Stein) ou de simples phénomènes d'irritation labyrinthique consécutifs à des lésions de la caisse. Il est même très probable que ces possibilités et d'autres encore se rencontrent en effet, et on comprend comment le diagnostic différentiel puisse être cliniquement malaisé, et dans quelques cas peut-être tout à fait impossible, au moins en l'état actuel de nos connaissances.

L'existence de lésions de suppuration dans la caisse ne nous autorise pas, sans plus, à admettre que les phénomènes labyrinthiques concomitants puissent être attribués eux aussi à des suppurations circonscrites; de même le fait de trouver, assez fréquemment, comme nous l'avons vu, des fistules du canal semi-circulaire externe, ne nous permet pas d'affirmer que le pus a pénétré dans le labyrinthe et qu'il y a eu destruction partielle, par la suppuration, du labyrinthe fonctionnant, à moins qu'on ne fasse concourir à cette explication les données des faits énoncés par von Stein; en tout cas, l'observation exacte au cours d'une intervention sur la caisse est délicate et difficile. Si, après l'apparition, dans un cas de suppuration tympanique, de phénomènes d'irritation labyrinthique, on pouvait démontrer avec certitude l'abolition fonctionnelle du labyrinthe acoustique seul ou du labyrinthe non acoustique seul, on pourrait, à mon avis, admettre avec une grande probabilité l'existence d'un foyer circonscrit. Je rapporterai maintenant brièvement quelques cas que j'ai observés et qui mettent en lumière les diverses possibilités que nous venons d'étudier.

Abolition fonctionnelle du labyrinthe acoustique avec persistance de la fonction du labyrinthe non acoustique.

Anna L., 19 ans. Otite suppurée chronique à gauche, depuis l'âge de 9 ans, à la suite de scarlatine. La malade présente du côté atteint la perte de la plus grande partie du tympan; le marteau est conservé avec la moitié antérieure du tympan; la muqueuse de la paroi labyrinthique est épaissie et granuleuse. Dans les derniers temps, la malade eut de violents accès de vertige avec nausées et vomissements, des douleurs à l'oreille atteinte; les bruits subjectifs firent toujours défaut.

Il existe une granulation non pédiculée et facilement saignante quand on la touche avec le stylet; elle siège au niveau du bloc du facial; on voit nettement la fenêtre ovale et, de l'étrier, seule, la base

semble conservée. Le contact de cette région provoque des vertiges
et des bruits. Comme l'otorrhée et les douleurs persistent, on procède, le 1er mars, à l'opération radicale par le procédé Zaufal-Stacke.
Le marteau carié est enlevé des cavités contenant du pus concrété et
du cholestéatome avec des granulations ; il n'y a plus de trace de
l'enclume. Pas de lésion macroscopique de la paroi vestibulaire ;
pas de contraction du facial pendant l'opération.

La cicatrisation se fit lentement, surtout à cause de la formation
au niveau du bloc du facial de granulations qui récidivèrent plusieurs
fois après l'ablation. Il y a du côté gauche une surdité totale ; mais, il
persiste des accès de vertige qui sont suivis de sensation d'étourdissement pendant plusieurs heures. Les attouchements de la paroi vestibulaire avec le stylet et du coton imbibé de la solution saline physiologique froide, les lavages et les instillations, même tièdes, provoquent de violents vertiges, sans nystagmus, avec tendance à la
chute du côté de l'oreille malade. Les douleurs ont cessé complètement après l'opération et l'état général s'est beaucoup amélioré. Il
n'y a pas de nystagmus spontané ; le nystagmus est difficile à provoquer, et pour peu de temps seulement, par la rotation active ou passive autour de l'axe vertical du corps dans les deux directions ; tandis que, par ce moyen, on provoque facilement une sensation grave
de vertige qui arrive jusqu'à la lipothymie. Les bruits d'oreille font
toujours défaut.

La surdité de l'oreille malade est complète. Le Weber est latéralisé
du côté sain.

Réflexions. — Ce cas est un exemple intéressant de la disso-
ciation possible entre le nystagmus et le vertige. Il est remarquable aussi de voir que le nystagmus post-rotatoire est diffici-
lement provoqué par l'irritation du labyrinthe du côté droit
(côté sain). La possibilité de provoquer facilement des vertiges
graves en stimulant directement la paroi labyrinthique du côté
gauche, alors qu'il n'y a aucune perception acoustique, fait
croire à la destruction du labyrinthe acoustique avec conservation d'au moins quelques éléments du labyrinthe non acoustique.

*Conservation fonctionnelle du labyrinthe acoustique avec altération
dans le fonctionnement du labyrinthe non acoustique.*

Luigi S., 45 ans, a eu dans l'enfance de légères otites bilatérales
qui n'ont pas laissé cependant de traces appréciables sur l'audition ;
on découvre une petite plaque calcaire sur le tympan droit.

En août 1904, il fit une chute de cheval, et la région occipito-mas-
toïdienne droite vint frapper le sol ; il présenta alors des symptômes
de commotion cérébrale et labyrinthique, cette dernière surtout fut
caractérisée par des désordres graves du côté du labyrinthe non
acoustique de droite. Tous les phénomènes s'atténuèrent peu à peu

soit grâce à un traitement du système nerveux général, soit grâce au traitement de l'artério-sclérose dont le sujet était atteint (il y avait eu infection spécifique et on notait des symptômes d'aortite syphilitique), soit enfin, grâce au traitement local des oreilles et du pharynx. Le malade, qui est très intelligent et s'observe bien, présente un groupe de symptômes caractéristiques, parmi lesquels ceux qui atteignent le labyrinthe droit nous intéressent particulièrement. Il y a du nystagmus spontané pour toutes les directions du regard sous forme de petites secousses surtout horizontales, dont la fréquence coïncide à peu près avec celles des pulsations, de sorte que le malade explique par la diastole artérielle le déplacement apparent des objets dépendant des oscillations des globes oculaires. Le nystagmus s'accentue beaucoup quand le regard est dirigé à gauche (oreille opposée à la lésion labyrinthique) et on peut alors reconnaître de façon certaine que les oscillations ne correspondent pas toujours aux battements du cœur comme le malade semble le croire. Quand le regard est dirigé vers la droite, le nystagmus s'accentue, mais surtout quand l'excitation labyrinthique devient plus grande, c'est-à-dire après les mouvements de la tête et du corps. Dans ces conditions, même quand le regard est dirigé vers le haut, les oscillations du nystagmus sont bien manifestes et sont, toujours, surtout horizontales. La vision est demeurée excellente des deux côtés ; le malade se plaint seulement que les objets même lointains, sur lesquels il dirige ses regards, subissent des déplacements. Ce mouvement apparent, très gênant, s'atténue jusqu'à disparition lorsque le sujet s'arrête dans sa marche, alors qu'il est très manifeste quand il marche surtout d'un pas rapide.

La rotation passive accentue de façon extraordinaire le nystagmus vers la droite (oreille malade), tandis qu'elle est sans influence appréciable sur le nystagmus spontané signalé dans la direction du regard vers la gauche. Il est digne de remarque que le nystagmus avec ses modalités ci-dessus indiquées se maintient presque avec la même intensité pendant la longue période d'observation qui embrasse aujourd'hui plus de deux ans à dater du traumatisme subi.

Les troubles de l'orientation statique et dynamique consécutifs au traumatisme et qui au début étaient si intenses que le sujet ne pouvait marcher sans l'aide de deux personnes, ont été en s'atténuant au commencement, mais depuis un an, malgré la continuation d'un traitement approprié, ils sont restés à peu près stationnaires. La station sur un seul pied, les yeux fermés, est impossible ou n'est possible que pour un temps très court et avec des oscillations caractéristiques. C'est la jambe droite qui présente le plus d'incertitude. Il y a des bruits d'oreille très intenses ; l'audition est, cependant, relativement bien conservée pour les sons peu élevés, mais un peu diminuée pour les quatrième et cinquième octaves ; les sons très aigus sont très réduits (limite supérieure : Edelmann : 3,5).

Réflexions. — Il faut noter dans ce cas la longue persistance des phénomènes d'irritation du côté du labyrinthe non acoustique, avec une bonne conservation relative du labyrinthe acoustique. Ce cas cependant, à rigoureusement parler, ne rentre pas dans la catégorie des pyo-labyrinthites.

Otite suppurée chronique à droite. Graves phénomènes de réaction labyrinthique. A l'opération : carie de la paroi du labyrinthe. Guérison avec persistance de symptômes d'irritation du labyrinthe non acoustique, mais avec conservation d'une audition modérément bonne.

Amalia O., 19 ans. Depuis l'âge de 10 ans, otite moyenne suppurée à droite ; elle est sujette, de temps en temps, à de fortes douleurs à l'oreille malade. Depuis deux mois environ, les douleurs sont devenues plus fortes ; les vertiges, les nausées, les vomissements, la céphalée, etc., ont fait leur apparition.

Elle est admise à la clinique, le 28 mars 1906. Le conduit droit, large, est plein de pus fétide ; il y a une volumineuse granulation dans sa partie profonde. La région mastoïdienne est douloureuse à la pression. A gauche : audition normale ; à droite : montre près de l'oreille ; voix chuchotée de 0,30 à 2 mètres. Le Weber n'est pas latéralisé. Nystagmus spontané ; il s'accentue de façon très sensible par une seule rotation autour de l'axe vertical. On ne constate pas de troubles de l'équilibre. Examen ophtalmoscopique négatif.

Opération le 31 mars. A l'incision des parties molles, abondante hémorragie par les nombreuses artères. L'os semble pauvre en sels calcaires ; couche corticale épaisse de 6 à 8 millimètres environ. On enlève du conduit quelques granulations entourées d'un *magma* purulent ; ce n'est pas du vrai cholestéatome. La paroi postérosupérieure du conduit a été détruite dans sa partie profonde ; et il existe une seule cavité de grandeur moyenne résultant de la fusion de la caisse et de l'antre. Le bloc osseux du facial a été particulièrement corrodé par le processus morbide, mais on n'observe pas de contractions pendant toute l'opération. Pas de vestiges des grands osselets. On ne trouve plus trace de la structure normale de la paroi labyrinthique ; cependant celle-ci, au-dessous et en avant des deux fenêtres, apparaît cariée et granuleuse, sans qu'on y voie des perforations ou des arrosions véritables. Réfection du conduit ; tamponnement.

Le cours ultérieur n'offrit rien de particulier, sauf une légère albuminurie passagère due probablement au chloroforme.

Environ deux mois après l'intervention, la cavité de l'oreille moyenne étant presque complètement épidermisée, il reste de légers troubles d'équilibre et le nystagmus spontané est encore très marqué. La voix chuchotée est entendue de très près à droite ; montre au contact, Weber à droite ; sifflet de Galton-Edelmann : 0,5.

Phénomènes d'irritation du côté du labyrinthe non acoustique par lésions de la caisse.

Ettore B., 45 ans ; otorrhée à gauche depuis l'âge de 8 ans, con-

sécutive à des manœuvres mal faites, exécutées par un chirurgien,
pour extraire une graine qui avait pénétré accidentellement dans
l'oreille. Au cours des dernières années, sur les conseils de spécia-
listes, le malade instilla pendant longtemps dans le conduit des
solutions très irritantes, et en particulier la glycérine phéniquée ;
un matin, il fut pris brusquement d'une attaque de violents vertiges
avec nausées, vomissements, sueurs froides ; cet accès dura seulement quelques heures, mais se renouvela les jours suivants. Dans
les périodes d'accès surtout, il existe des bruits subjectifs ; le malade
est continuellement en proie à une sensation d'étourdissement vertigineux. Le patient dit qu'il voit les objets osciller dans la direction
horizontale ; pendant les accès, le nystagmus s'accentue tellement
que la lecture est impossible parce que les lettres oscillent.

Oreille droite normale. A l'oreille gauche, on voit une destruction
totale du tympan, usure du segment supérieur du cadre tympanique.
Sur la paroi du promontoire, en haut, on note un amas épidermique
avec des croûtes qui envahissent la région épitympanique. Toute la
paroi labyrinthique visible est rouge ; la loge de la fenêtre ronde
parfaitement visible montre une goutte de pus dans son intérieur.
Peu de liquide purulent dans la partie basse de la caisse ; pas de
traces des osselets, ni de la base de l'étrier.

Weber à gauche ; voix chuchotée très près, montre au contact, et,
en général, caractères fonctionnels auditifs se rapportant surtout
aux lésions de l'appareil de transmission. La perception des sons
très aigus est normale ; celle des sons aigus, assez bonne. Léger nystagmus horizontal et rotatoire quand le regard est dirigé à droite
(oreille saine) ; la station sur un seul pied, les yeux fermés, est
incertaine.

Réflexions. — Dans ce cas (où tout porte à croire qu'il s'agissait exclusivement de phénomènes d'irritation labyrinthique dus
à l'instillation de solutions irritantes dans la caisse et contre la
fenêtre ronde), le caractère franchement paroxystique du vertige, imitant presque le syndrome classique de Ménière et la
bonne conservation relative de la fonction auditive sont dignes
d'attention. Il faut ajouter qu'après suspension du traitement
irritant, les phénomènes de réaction labyrinthique se dissipèrent
eux aussi.

* *

IV. — Un groupe nombreux de cas de pyo-labyrinthite se
présente à notre observation quand le processus pathologique a
achevé son évolution ; on ne reconnaît seulement que les traces
qu'il a laissées.

Il s'agit d'individus porteurs d'otites depuis l'enfance ; la suppuration de l'oreille se maintient peu abondante ou même a
cessé soit sans opération, et il reste parfois des fistules ou des

cicatrices mastoïdiennes, soit après des interventions radicales
sur l'oreille moyenne. Souvent les résidus des pyo-labyrinthites
d'une oreille sont une découverte secondaire, parce que les
malades, n'ignorant pas l'incurabilité de leurs lésions, viennent
nous consulter, non pour celles-ci, mais pour une affection de
l'autre oreille, du nez ou de la gorge.

L'examen révèle, du côté atteint, une surdité totale à côté
d'importantes altérations de l'oreille moyenne (il n'est pas rare
que la nature ait fait un simulacre d'opération radicale avec
destruction d'une grande partie de la paroi postérieure du conduit osseux, de la région épitympanique, etc.); à cette période
de la maladie, les bruits subjectifs peuvent avoir déjà disparu,
le nystagmus spontané peut manquer et on ne trouve plus de
désordres manifestes de l'orientation statique ou dynamique. Les
irrigations froides dans l'oreille sourde, les excitations galva-
niques ne provoquent pas de vertige. Et, puisque le nystagmus
post-rotatoire peut, pour les deux directions du regard, s'expliquer par l'excitation du canal semi-circulaire du côté sain seul,
cet examen ne donne pas de résultats pour le diagnostic dans
les formes unilatérales. Cependant, on peut quelquefois constater que le nystagmus post-rotatoire, expliqué par l'oreille saine
(c'est-à-dire quand le regard est dirigé du côté lésé), est supérieur
en durée et en intensité au nystagmus par direction du regard
du côté sain. Même en plaçant le malade dans des conditions
d'équilibre particulièrement difficiles, par exemple en lui ordon-
nant de sauter en arrière sur une seule jambe, les yeux fermés
(Hinsberg), on peut noter surtout après les premiers sauts, des
déviations manifestes en dehors de la ligne droite.

D'autre part, la persistance de bruits subjectifs et même de
nystagmus spontané n'exclut pas l'existence d'une destruction
complète du labyrinthe; on sait que ces phénomènes ont été
observés même dans les cas de persistance de faits d'irritation
dans les troncs du nerf cochléaire ou du nerf vestibulaire et des
centres dont ils dépendent [1].

Les résultats observés chez l'homme, dans le petit nombre de
cas où l'on a fait la section intracranienne du nerf acoustique,
sont très instructifs à cet égard. Dans un cas de Wallace et

---

1. Le nystagmus spontané peut persister alors même qu'on a un motif
de penser que les deux labyrinthes ont été détruits par la suppuration;
on est alors obligé d'admettre que ce symptôme est provoqué par l'irritation du nerf vestibulaire lui-même. Dans ces cas, la rotation n'augmente
pas l'intensité du nystagmus déjà existant, ce qui permet de conclure à
l'absence de fonctionnement des crêtes ampullaires.

Marriage, dans lequel on put sectionner, en le tirant avec un crochet, le nerf acoustique seul (il n'y eut pas de paralysie faciale), les bruits, pendant les vingt et un jours que le malade survécut à l'intervention, ne furent que peu diminués; mais, par contre, les vertiges demeurèrent intenses. La section du nerf acoustique fut confirmée à l'autopsie.

Dans un autre cas, de Parry, dans lequel on avait sectionné le facial en même temps que l'acoustique, les vertiges et les bruits persistèrent.

Si même, lorsque le malade se présente à nous, il n'y a plus de phénomènes d'irritation et qu'il n'existe plus que la surdité totale, il est rare qu'en scrutant avec soin le passé du sujet, nous ne puissions pas lui rappeler une période plus ou moins éloignée de sa vie dans laquelle il souffrit de vertiges violents, de nausées et de vomissements que le médecin traitant attribua alors, dans la majorité des cas, à toute autre cause qu'à l'invasion du labyrinthe par le pus.

Il faut donc, dans nos consultations, rechercher expressément, par l'étude des commémoratifs et par un examen fonctionnel exact, les cas de pyo-labyrinthites éteintes et il sera intéressant de mettre leur nombre en rapport avec celui des otites moyennes suppurées en général.

V. — Dans un autre groupe de cas appartenant à cette catégorie, c'est-à-dire terminés par guérison, le processus morbide endolabyrinthique a, dès le début, une marche lente, sans doute à cause de la bénignité relative de l'agent infectieux; parmi les phénomènes prédominent les symptômes d'irritation, soit de tout le labyrinthe, soit surtout d'un de ses segments (bruits subjectifs, troubles de l'orientation). Le processus pathologique met parfois des années à s'étendre à tout le labyrinthe; c'est ce que démontrent des examens répétés, en particulier ceux de l'acuité auditive; les symptômes d'abolition fonctionnelle n'apparaissent que relativement tard. Il n'est pas rare que l'intensité et la longue durée des phénomènes d'irritation déterminent le malade à demander avec insistance au chirurgien de vouloir hâter par l'intervention la destruction des extrémités périphériques de la huitième paire fonctionnant encore.

Chez une jeune fille, ma cliente, chez laquelle j'avais fait pour cholestéatome de la caisse une opération radicale, je vis, quelques années après cette intervention, se développer des symptômes trèsgênants : bruits d'oreille, troubles de l'équilibre avec nausées et vomissements dont l'intensité atteignait, par moments, des degrés presque intolérables. La malheureuse malade était condamnée à l'immobilité la plus absolue, elle ne pouvait aller ni en voiture, ni en chemin de fer, parce que tout mouvement provoquait une exacerbation des vertiges ; l'état général, excellent au début, avait fini par se ressentir fortement de ces conditions. Malgré la durée prolongée de ces phénomènes lamentables, la malade refusa avec obstination une intervention que je lui avais proposée pour essayer d'atténuer ses souffrances et qui aurait consisté dans la destruction du labyrinthe.

Un cas très instructif, appartenant à ce groupe put être observé, opéré et contrôlé pendant longtemps par Lindt[1] ; il mérite d'être rapporté avec quelques détails en raison des particularités intéressantes qu'il présente.

Otite bilatérale due à la scarlatine. Invasion aiguë du labyrinthe gauche. Persistance de graves symptômes de réaction ; extension lente du processus pathologique. Destruction opératoire du labyrinthe. Guérison.

Jeune fille de 20 ans, présentant une destruction bilatérale complète du tympan et des éléments de l'oreille moyenne, à la suite d'otite scarlatineuse.

On fit des deux côtés l'opération radicale ; on ne trouva pas de cholestéatome, mais seulement des granulations et du pus ; érosion de la région épi-tympanique. Après les interventions, on n'eut pas d'abord de modifications de l'audition, puis une aggravation, lente et progressive, s'établit. De temps en temps, il survenait des récidives de la suppuration dues à de nouvelles infections par les trompes.

A gauche, on put constater plus tard en avant de la tête de l'étrier et dans la région du rebord inférieur de la fenêtre ovale une granulation du volume d'une pointe d'épingle ; ablation et cautérisation.

Brusquement, 4 mois après l'opération radicale, la malade fut prise de violents vomissements, de forts vertiges, d'intenses douleurs occipitales et de bruits considérables dans l'oreille gauche. Nystagmus et diplopie quand le regard est dirigé à droite (côté non atteint). L'ouïe est complètement abolie ; papilles optiques normales.

Température 37°8 ; il n'y avait aucun signe de méningite et le diagnostic de pyo-labyrinthite s'imposait.

Au bout de quelques jours, les vomissements cessèrent, les vertiges ne se montraient que lors des mouvements de la tête et des yeux et dans les tentatives que faisait la malade pour marcher ou se tenir debout. Cependant la granulation dont nous avons parlé plus haut allait en augmentant, la tête de l'étrier se laissait déplacer par le stylet et, un jour, on put l'enlever facilement avec un petit fragment de la branche postérieure de cet os. On put alors extraire un polype de la fenêtre ovale et un sondage prudent de cette région ne

---

[1]. *Zeitschrift f. Ohrenheilkunde*, vol. 49, page 301.

provoqua par le vertige. La granulation polypoïde récidiva bientôt et s'étendit au promontoire. Le toucher de la région du canal horizontal externe amenait des vertiges. Plus tard une granulation analogue sortit du canal semi-circulaire externe ; le toucher du canal lui-même ne provoquait plus alors de vertiges. L'exsudation restait peu abondante, séro-purulente. Dans les granulations enlevées on ne put pas trouver aucun élément de tuberculose. Il restait une céphalée très intense, surtout la nuit. Le vertige existait, avec tendance, même pour des mouvements peu étendus, à tomber à gauche (oreille malade).

Cependant, l'état de la patiente devenait toujours de plus en plus lamentable. Quand elle était assise, elle tenait la tête inclinée et fixée en avant et à gauche, sinon le vertige apparaissait. La station debout, et la rotation autour de l'axe vertical du corps étaient presque impossibles ; la rotation était suivie d'un nystagmus plus marqué quand le regard était dirigé à droite. La station debout, les yeux fermés, la rotation autour de l'axe vertical du corps vers la droite ou vers la gauche provoquaient un vertige intense avec oscillation vers la gauche. Le nystagmus était peu marqué dans la rotation à droite et quand le regard était tourné vers la droite, mais moins marqué encore quand le regard allait à gauche. La malade réclamait en suppliant une opération qui mît un terme à ses souffrances. On la pratiqua dans le but d'enlever complètement le foyer pathologique du labyrinthe. On constata que l'épiderme qui revêtait l'ancienne cavité opératoire était épaissi par l'inflammation et que l'os sous-jacent présentait des fossettes et des dépressions au lieu d'avoir une surface lisse. L'inflammation chronique du revêtement épidermoïde avait donc, avec les années, provoqué une résorption lacunaire de l'os et l'élargissement de la cavité à parois lisses créée par la gouge. Au sommet de l'apophyse mastoïde, on trouva une petite cellule osseuse contenant de l'épiderme enflammé et du tissu de granulation. On mit donc à nu, le plus largement possible, la paroi vestibulaire et la dure-mère de la fosse cérébrale moyenne qui parut saine. Au-dessus et en arrière de la fenêtre ovale et de la saillie du facial, on commença à ouvrir le vestibule à partir de la branche antérieure du canal semi-circulaire externe et à enlever les autres canaux. Dans ces derniers et dans le vestibule, on trouve du tissu de granulations. On ouvrit alors le vestibule au-dessous de l'aqueduc du facial, à travers la fenêtre ovale et le nerf lui-même qu'on dégagea tout autour avec son perinèvre sur une étendue d'environ 1/2 centimètre. L'ablation de toute la paroi du promontoire permit d'ouvrir le limaçon à sa base, tandis qu'on ne jugea pas utile de pénétrer jusqu'à son sommet. Pas de contraction du facial, pendant toute l'opération qui fut faite avec une petite gouge et non avec la fraise. Après avoir achevé l'opération sur l'os, le facial fonctionnait encore bien pour le réflexe palpébral. Tamponnement et suture partielle. Une demi-heure après le pansement quand la malade se réveille, le facial était complètement paralysé, mais réagissait encore normalement à l'excitation électrique. Dans la demi-narcose et pendant quelques heures après le réveil, il existait du nystagmus, le regard étant dirigé à droite et à gauche; plus tard, il disparut. Le résultat immédiat de l'opération fut la disparition de la compression douloureuse dans la tête, une sensation de soulagement et la possibilité de mouvoir la tête et les yeux sans qu'il y eut de vertige. La marche ultérieure fut compliquée par l'apparition de furoncles et par une périchondrite due au bacille pyocyanique. La guérison fut complète au bout de quelques mois et même la paralysie faciale s'atténua notablement. La surdité de l'oreille gauche demeura totale. Quant aux troubles d'orientation, des rotations répétées de gauche à droite avec arrêt brusque provoquaient une sensation de vertige et la chute vers la gauche ; il en était de même pour la rotation de droite à gauche. Le nystagmus faisait cependant défaut.

Dans la station debout les yeux fermés et dans la marche, tendance à tomber à gauche. Quant au vertige galvanique, l'application de la cathode à l'oreille et de l'anode à la main provoque, à droite, avec 5 milliampères une sensation de vertige et l'inclinaison de la tête : à gauche, il faut pour cela 10 milliampères et davantage. L'introduction d'eau froide dans l'oreille droite amène du vertige ; à gauche, non.

Réflexions. — Comme l'auteur le fait observer, ce cas est intéressant à plusieurs points de vue. Il s'agit d'une labyrinthite aiguë en rapport avec une inflammation chronique du revêtement des cavités de l'oreille moyenne. L'invasion semble s'être produite par la voie de la fenêtre ovale et le fait que, plus tard, une granulation polypoïde commença à proliférer hors du canal semicirculaire horizontal externe, granulation qui récidivait immédiatement après l'ablation, ce fait, dis-je, démontre que le processus morbide du labyrinthe possédait une activité dangereuse et faisait supposer que la corrosion de la capsule périotique pourrait aller aussi bien vers l'intérieur, c'est-à-dire vers la cavité crânienne que vers l'extérieur et que des complications endocraniennes pourraient s'ensuivre. L'auteur croit que la fièvre légère observée, qui dura seulement 36 heures, n'avait pas été provoquée par la labyrinthite, mais par un rhume qui avait atteint la malade avant la crise labyrinthique, car, la température redevint normale alors que les phénomènes labyrinthiques tumultueux persistaient encore. Par conséquent, en se fondant sur cela, une labyrinthite aiguë ne provoquerait pas de fièvre. Il est remarquable en outre qu'après la propagation rapide du processus morbide à tout le labyrinthe, l'irritation de l'extrémité périphérique du nerf cochléaire ne dura pas longtemps et fit place à un anéantissement complet de la fonction ; les bruits subjectifs cessèrent au bout de quelques heures et il s'établit une surdité complète pour l'oreille gauche qui le jour avant la crise avait été examinée et reconnue meilleure que la droite.

Ce qui est aussi très instructif, c'est la progression de la cause de la surdité; c'était une ostéite de la capsule labyrinthique consécutive à des lésions chroniques des parois osseuses de la cavité de l'oreille moyenne; les altérations de la capsule eurent pour conséquence des altérations du labyrinthe membraneux. Dans ce cas, on put très bien suivre l'affaiblissement progressif de l'appareil percepteur. Avant l'opération radicale, la transmission osseuse était encore normale, le Weber était latéralisé à l'oreille droite, la plus atteinte, et le Do[1] était encore relativement bien perçu. Plus tard, la transmission était abrégée; le Weber n'était plus latéralisé et il y avait une diminution marquée pour la perception de Do[1]. Après l'opération, l'audition avait baissé rapidement même à droite.

Au niveau du labyrinthe non acoustique, l'infection avait déterminé une inflammation à marche chronique, de telle sorte que les éléments nerveux ne furent détruits que lentement et les symptômes d'irritation persistèrent longtemps. Il est intéressant d'étudier les troubles de l'orientation consécutifs à la destruction opératoire complète du labyrinthe gauche; ils démontrent que, dans des cas de ce genre, le labyrinthe demeuré intact peut compenser presque complètement la fonction du labyrinthe perdu.

Après l'opération, la malade pouvait marcher sans vertiges, se courber, s'incliner, se tourner et même monter à bicyclette; ce n'est seulement que dans la station debout ou dans la marche les yeux fermés ou quand elle était en voiture ou sur un pont balançant que les vertiges apparaissaient avec tendance à tomber du côté malade, c'est-à-dire à gauche; il y avait aussi tendance à tomber vers la gauche après la rotation, que celle-ci eut lieu vers la droite ou vers la gauche.

Le cas suivant montre la marche lente que la pyolabyrinthite peut prendre chez les individus atteints de tuberculose pulmonaire.

Otite moyenne purulente à gauche chez une femme enceinte. Après l'accouchement, phénomènes aigus de réaction labyrinthique et paralysie faciale. Opération radicale. Carie de la paroi labyrinthique. Atténuation de tous les symptômes.

Albina O... 25 ans, mère morte de phtisie pulmonaire; la malade présente elle-même des lésions tuberculeuses graves des deux poumons. Elle eut une seule grossesse et la fillette mourut à sept mois, avec les symptômes de méningite tuberculeuse. Pendant la grossesse, il survint une otite suppurée à gauche qui ne fut pas soignée ; après l'accouchement apparurent de graves douleurs d'oreille et des phénomènes de réaction labyrinthique (vertiges, vomissements, incertitude de la marche, etc.) En outre, on nota du spasme, d'abord, puis après, paralysie complète du facial gauche. Elle entre à la clinique le 10 juillet 1904, un an environ depuis le début de l'otite. Le conduit auditif gauche est rempli de pus et de granulations ; surdité complète de ce côté, troubles graves de l'orientation.

Le 11 juillet, opération radicale. Les parties molles au niveau de la mastoïde sont normales, la couche corticale est compacte et épaisse d'un demi-centimètre environ ; antre petit et cellules voisines contenant peu de granulations. Dans la caisse, du pus et des granulations noirâtres ; pas de trace des osselets ; carie diffuse de la paroi vestibulaire, granuleuse. La dure-mère de la fosse cérébrale moyenne, mise à nu, semble normale. On racle avec précaution la surface cariée du labyrinthe sans cependant faire pénétrer la curette profondément. L'os est partout très congestionné. Réfection du conduit ; suture incomplète de la plaie rétroauriculaire.

Au cours du traitement ultérieur, les parois de la brèche osseuse ne se détergent que lentement. L'état général de la malade va cependant en s'améliorant ; les douleurs et les troubles subjectifs ont cessé ; il persiste une fièvre continue et rémittente qui semble plutôt être en rapport avec les lésions pulmonaires. La malade peut être renvoyée de la clinique étant donné l'état de son oreille, et pour le traitement de ses poumons, on la confie aux soins du médecin de la famille.

Réflexions. — Dans ce cas aussi, on voit l'influence néfaste exercée sur la marche de la tuberculose par la grossesse et l'accouchement. Il faut noter la marche lente prise par l'affection d'oreille après l'invasion aiguë du labyrinthe et le bon résultat de l'opération radicale et du curettage de la paroi labyrinthique.

DEUXIÈME CATÉGORIE

Nécrose du labyrinthe

Dans les cas considérés jusqu'ici et dans lesquels la guérison se produit soit spontanément, soit après un acte opératoire sur la caisse, nous ne pouvons évidemment qu'induire, en nous fondant sur les symptômes, les altérations qui se sont produites dans l'intérieur du labyrinthe et nous pouvons admettre que ces altérations ne sont pas graves et, dans quelques cas, non étendues à tout le labyrinthe. Il y a, au contraire, des cas dans lesquels la guérison se produit, mais seulement à la suite de l'élimination spontanée ou de l'ablation chirurgicale de fragments plus ou moins étendus du labyrinthe. Ces cas de séquestre ou de nécrose labyrinthique ont une physionomie clinique bien déterminée, comme nous l'avons vu en traitant de l'anatomie pathologique ; ce sont eux qui ont attiré les premiers l'attention sur les pyolabyrinthites. Déjà Toynbee avait publié, dans le premier volume de *l'Archiv für Ohrenheilkunde* (1864), six cas de cette catégorie, à savoir ceux de Crampton, Shaw et Hinton et trois cas personnels. Les observations sur ce sujet, comme je l'ai fait remarquer dans un de mes travaux (*Maladies du labyrinthe*, dans le *Traité d'otologie* de Schwartze, vol. II, p. 499) augmentèrent alors rapidement. Boters, en 1877, décrivait 16 cas et Bezold, en 1886, publiait une première monographie reposant sur quarante-six observations. Un second travail de Bezold porte la date de 1897[1]. Cet auteur pense que la nécrose du labyrinthe se rencontre dans la proportion de un cas sur cinq cents cas d'otite moyenne suppurée chronique ; chez l'homme elle serait presque deux fois plus fréquente que chez la femme ; les dix premières années de la vie semblent créer une prédisposition spéciale quant à l'âge. Il ne s'agit pas d'un processus morbide spécial ; en particulier, Bezold nie l'influence de la tuberculose, bien que, pour mon compte, j'aie observé des cas de séquestres labyrinthiques chez des individus tuberculeux. Les maladies exanthématiques aiguës de l'enfance, la scarlatine surtout, jouent un rôle important dans la production de cette forme morbide ; il est vrai, certes, que la propagation de l'infection au labyrinthe survient, habituellement, de longues années après le début de l'otite et, d'ordinaire, quand celle-ci fut complètement négligée. Dans la majeure partie des cas, l'infection, suivant Bezold, gagne le labyrinthe par la voie de la fenêtre ronde[2] ; dans quelques cas plus rares, c'est d'abord le revêtement spongieux qui entoure la capsule labyrinthique qui est frappé et la nécrose du labyrinthe est alors de nature secondaire[3].

1. Noll (Thèse de Berlin) a recueilli, en 1905, 130 cas de nécrose labyrinthique

2. Sur 86 cas que Noll a recueillis avec des indications exactes, 7 fois tout le temporal était nécrosé, 17 fois le labyrinthe tout entier, 19 fois tout le limaçon, 26 fois une partie de celui-ci, 10 fois le limaçon, et une partie du reste du labyrinthe ; il y eut dans 5 cas des fragments du labyrinthe sans limaçon et deux fois seulement les canaux semi-circulaires isolés. Sur 86 cas, le limaçon était atteint 79 fois.

3. Il y a dans la littérature quelques cas rares dans lesquels le processus de nécrose semble s'être produit primitivement dans le labyrinthe.

Cette forme de pyolabyrinthite est accompagnée de douleurs fréquentes et intenses dépendant de la carie de l'os ; on note aussi que les troubles de l'équilibre dus aux altérations du labyrinthe non acoustique sont, dans les formes de pyolabyrinthite qui amènent la nécrose, moins manifestes et fréquents que dans les autres formes de pyo-labyrinthite ; les bruits subjectifs sont aussi moins marqués. L'absence de graves symptômes d'irritation est certainement en relation avec la rapide destruction des éléments fonctionnels du labyrinthe.

La paralysie faciale est un symptôme très fréquent ; elle existe dans environ 4/5 des cas ; quand une grande partie du temporal ou celui-ci tout entier sont éliminés, la fonction du facial est plus ou moins abolie de façon permanente ; quand la nécrose est limitée au limaçon seul, ce qui, nous l'avons vu, est le cas le plus fréquent, la paralysie du facial a ordinairement un caractère temporaire. Cette paralysie peut être due, soit à la compression directe du nerf au cours de l'élimination du séquestre, soit à l'infiltration purulente.

L'élimination du limaçon est habituellement suivie de surdité complète. Dans quelques cas, quelques auteurs ont affirmé que, malgré l'élimination d'une partie du labyrinthe, il persistait un degré d'audition plus ou moins considérable.

Cette opinion dépend vraisemblablement d'une erreur d'observation à cause de l'impossibilité de mettre complètement hors de cause l'oreille saine, surtout chez les individus jeunes. Dans le cas unique mentionné de nécrose bilatérale du limaçon, la surdité était absolue. Il est certain cependant que quelquefois le patient latéralise à l'oreille sans limaçon le diapason vertex ; pour expliquer ce fait paradoxal, Bezold recourt à l'hypothèse suivante très plausible : par suite de l'agrandissement considérable que subit le conduit auditif externe grâce à sa libre communication avec les cavités de l'oreille moyenne, sa résonance correspond, non plus comme dans les cas normaux, à un ton du quatrième octave, mais à un ton beaucoup plus bas, correspondant lui-même aux tons bas qu'on emploie dans l'épreuve du diapason-vertex ; de telle sorte que la plus grande résonance du son du côté malade se transmet aux os et, par ceux-ci, à l'oreille saine. La persistance des bruits subjectifs, qu'on constate dans des cas exceptionnels, devrait être vraisemblablement attribuée à une excitation des extrémités périphériques du nerf acoustique.

De mes nombreux cas d'élimination spontanée du limaçon je rapporterai brièvement le suivant, car j'ai pu là faire des recherches exactes sur le fonctionnement apparent de l'oreille atteinte.

Il s'agissait d'un jeune homme de 31 ans, porteur depuis l'enfance d'une otorrhée à gauche, qui n'avait jamais été traitée. Brusquement apparurent de violents vertiges, avec vomissements qui immobilisèrent le patient au lit pendant 4 jours environ ; il lui resta pendant quelque temps une sensation permanente de vertige. Au bout de 6 mois à peu près, un confrère enleva, à la pince, du conduit auditif gauche, rempli de granulations, un séquestre osseux formé de tout le limaçon. Il existait de la paralysie faciale qui guérit au bout de 20 jours environ. Plus tard, l'otorrhée et la sensation de vertige disparurent rapidement. J'eus l'occasion d'examiner le patient à peu près un an et demi après ces faits, parce que de légers phénomènes de vertige s'étaient de nouveau montrés. En outre, du côté de l'oreille malade, il persistait un bruit subjectif qui, suivant l'affirmation du sujet était une véritable sensation acoustique, comme *sch, sch,* ou *tic-tic* avec des intervalles de temps différents (isochrone au pouls?). Le tympan gauche était presque complètement détruit ; le manche du marteau, en partie conservé, adhérait à la paroi vestibulaire. Il n'y avait ni granulations, ni pus.

Le malade affirme de façon certaine qu'il n'a de sensations acoustiques objectives que de l'oreille droite, saine.

Les différents diapasons, la montre au contact, appliqués à n'importe quelle région du crâne, sont rapportés au côté droit. Pour établir jusqu'à quel point on peut, dans l'examen par voie aérienne, mettre hors de cause l'oreille droite saine, je fais maintenir fermé le conduit droit de façon hermétique d'abord avec du coton imbibé, puis avec le doigt et j'agis comme si je voulais examiner le pouvoir auditif de l'oreille gauche. Le champ auditif qui appartient selon les apparences à l'oreille gauche, mais en réalité est à l'oreille droite, est le suivant : montre (à faible mouvement) et acoumètre de Politzer par voie aérienne : zéro ; voix chuchotée : jusqu'à cinquante centimètres pour des mots d'emploi habituel. Conversation, jusqu'à 4 mètres. Des diapasons tenus en vibration devant le conduit de gauche ne sont pas du tout perçus : do (64), do (128) et do¹ (256) ; ceux des octaves plus aigus sont d'autant plus perçus que le son est plus aigu.

Do² 12 : 100 ; do³ 20 : 100 ; do⁴ et do⁵ environ 40 : 100 de la durée normale (méthode de Hartmann-Gradenigo).

La mort survient seulement dans à peu près 20 °/₀ des cas de nécrose labyrinthique ; la statistique personnelle de Bezold donne 2 cas de mort sur 10 ; mais dans un de ces cas il est probable que la mort fut due à une complication provenant de l'autre oreille également malade. Gerber[1] sur 190 cas a trouvé une mortalité de 16 °/₀

1. GERBER, *Arch. f. Ohrenheilk.*, vol. 70.

Dans une autre série de cas, le séquestre labyrinthique est découvert et enlevé à l'aide d'une opération sur l'oreille moyenne.

Je me bornerai à citer un des cas, pas trop rares de cette catégorie, opéré par moi.

Battista D., 5 ans. Otorrhée à droite depuis trois ans. Depuis six mois apparition de tuméfaction mastoïdienne avec fortes douleurs locales ; paralysie faciale qui disparut ensuite. Vomissements, convulsions, vertiges. Pus et granulations dans le conduit droit. Opération radicale. On ne trouve plus de trace des grands osselets ; en revanche, on enlève de la caisse un gros fragment du limaçon nécrosé. Guérison rapide de tous les symptômes.

Dans d'autres cas, au cours de l'opération sur l'oreille moyenne, on trouve la paroi labyrinthique cariée ; ce n'est que plus tard, pendant le traitement consécutif que le limaçon nécrosé se fraie une voie à travers la brèche mastoïdienne et est facilement enlevé.

Campagnard, âgé de 20 ans. Otorrhée négligée à droite, et datant de 12 ans. Depuis deux mois, il était survenu des douleurs très intenses à l'oreille et à la tête, des vertiges, de la paralysie faciale.

Le jour de l'entrée à la Clinique, on constate : stase papillaire bilatérale, plus marquée à droite ; exagération des réflexes rotuliens, paralysie faciale à droite, incertitude dans la station et dans la marche, surdité absolue ; pus fétide et granulations dans le conduit. Région mastoïdienne normale. A l'opération on trouve un os compact, un autre profond, caisse pleine de granulations, pas de traces des grands osselets. La paroi vestibulaire est cariée ; en outre, il y a de la carie du *tegmen tympani* ; la dure-mère au niveau de celui-ci est couverte de granulations et présente une perforation très fine qui conduit dans la substance de la troisième circonvolution temporale, de laquelle, sur le stylet, sortent quelques gouttes de pus. On fait par l'écaille du temporal une contre-ouverture à ce petit abcès.

Les phénomènes graves s'atténuèrent peu à peu après l'opération et environ un mois et demi après l'intervention, on put enlever, par la brèche mastoïdienne, le limaçon nécrosé. Guérison.

TROISIÈME CATÉGORIE

Aggravation de symptômes et mort

Une autre catégorie de cas est caractérisée par le fait que la mort survient par extension du processus infectieux du labyrinthe à la cavité cranienne ; extension qui, le plus souvent, amène une leptoméningite purulente ou un abcès du cervelet.

Les statistiques que nous avons jusqu'à présent ne nous permettent pas de fixer avec certitude le pourcentage des pyolabyrinthites à terminaison fatale. Comme le fait remarquer Hinsberg, dans son rapport à la XVe réunion de la Société otologique allemande à Vienne (1906), les chiffres donnés par les différents auteurs varient de 25 °/₀ à 86 °/₀ de morts.

Scheibe, sur 4 cas de pyolabyrinthite, en perdit 3, soit 75 °/₀. Whitehead, sur 27 cas, eut une mortalité de 33 °/₀ ; sur les 198 cas recueillis par Hinsberg, dans 25, la mort fut due à des affections indépendantes de la pyolabyrinthite, dans 2, l'issue demeura ignorée ; sur les 171 autres, 79 (soit 47 °/₀) moururent et 92 guérirent. Des 24 cas de la Policlinique de Kiel, 11 (44 °/₀) moururent ; des 46 cas de la Policlinique de Breslau, 14 moururent, dont 11 (25 °/₀) à la suite de la pyolabyrinthite. Dans les comptes rendus de la Clinique de Schwartze à Halle, publiés de 1898 à 1905, on trouve 28 cas de suppuration labyrinthique ; 3 de ceux-ci moururent d'autres affections et 21 (86 °/₀) à la suite de la pyolabyrinthite.

Cette divergence de données numériques est encore plus marquée si nous considérons les cas décrits par Jansen : cet auteur indique seulement une mortalité de 10 °/₀. Évidemment, cette différence est due à la façon de recueillir les matériaux : Jansen eut à observer avec une fréquence particulière des formes circonscrites appartenant à la première catégorie des cas que nous avons étudiés et dans laquelle le coefficient de mortalité est minime.

On peut conclure avec Hinsberg que le chiffre moyen de la mortalité dans les pyolabyrinthites varie de 15 à 20 °/₀.

La mort à la suite de la pyolabyrinthite a lieu par leptoméningite ou par abcès du cervelet qui souvent complique celle-ci : nous ne possédons pas encore à cet égard des statistiques certaines. Sur 13 cas mortels que j'ai observés, dans deux, la mort fut due à des affections indépendantes de la pyolabyrinthite, dans 9 à la leptoméningite et dans deux, à l'abcès du cervelet.

Pour cette troisième catégorie de cas, nous pouvons aussi établir différents types cliniques. Une première distinction importante est tirée de la marche du processus morbide ; dans quelques cas, l'extension de l'agent infectieux aux diverses régions du labyrinthe se fait assez rapidement, dans d'autres elle est lente et se fait pour ainsi dire par étapes successives, et la marche de l'affection est franchement rémittente. Voyons maintenant un peu en détail les formes cliniques les plus fréquentes.

A. — **Cas à marche rapide.** — La propagation à la cavité cranienne donnant lieu le plus souvent à la leptoméningite peut se faire rapidement : *a*) spontanément, c'est-à-dire sans cause facile à démontrer ; *b*) à la suite de traumatismes portant sur l'oreille ; *c*) après des interventions sur l'oreille moyenne ou le labyrinthe déjà infecté ; *d)* enfin, il y a des cas où la leptoméningite est accompagnée d'autres complications endocraniennes et auriculaires.

a) La marche est ordinairement la suivante : Le malade, porteur d'une otorrhée chronique non soignée, est frappé brusquement, en plein bien-être, de violents phénomènes de réaction labyrinthique suivis au bout de quelques heures ou au bout de quelques jours de graves phénomènes de méningite, auxquels il succombe rapidement. D'après nos observations [1], les phénomènes méningitiques apparaissent trois ou quatre jours après l'apparition aiguë de phénomènes de réaction labyrinthique ; la leptoméningite peut être presque uniformément étendue à tout l'encéphale ; souvent, elle frappe de préférence la voûte ou la base ; puis, elle se propage facilement à la moelle. Parfois, mais pas toujours, les lésions des méninges sont plus graves du côté de l'oreille malade.

Les symptômes varient avec le stade et l'intensité de la maladie ; citons parmi les plus fréquents : la fièvre élevée et subcontinue, la céphalée très violente, l'agitation, la somnolence, le coma, le délire, les convulsions toniques ou cloniques surtout du facial ou des extrémités, la rigidité de la nuque, les vomissements, la parésie ou la paralysie des muscles des yeux, le nystagmus (qu'il ne faut pas confondre avec celui d'origine labyrinthique), le signe de Kernig, la stase papillaire, le dermographisme, etc. Quand la méningite est localisée à la moelle, il peut y avoir de vives douleurs au sacrum, lesquelles dans quelques cas ouvrent la scène de la méningite ; la lordose peut aussi exister.

Mieux que d'une description, ces faits ressortiront d'une exposition de quelques exemples typiques que j'ai observés.

Otorrhée chronique à gauche. Apparition brusque de symptômes graves de réaction labyrinthique. Opération radicale ; carie labyrinthique. Exploration du cervelet avec résultat négatif. Mort rapide par leptoméningite diffuse ; infection propagée à travers le labyrinthe et le conduit auditif interne.

Luigi M., 22 ans. A l'âge de 8 ans il eut une otite suppurée à

<hr>

1. Cf. Gradenigo. Pathologie et thérapeutique de l'oreille et des premières voies aériennes, Turin, 1904, p. 513.

gauche qui détermina une fistule mastoïdienne ; la suppuration, non soignée, continue encore. Depuis quelques mois, les parents du malade ont observé qu'il avait changé d'humeur, perdu sa gaité et le goût du travail, qu'il présentait un grand abattement psychique et une grande irritabilité. Le malade se plaint de douleurs à l'oreille atteinte et de vertiges. Quand il vint nous voir pour la première fois, à peu près vers le milieu d'avril, il fut averti de l'opportunité d'une intervention sur l'oreille, mais il n'accepta pas ce conseil. Le 16 avril 1903, alors qu'il était en train de boire du vin avec ses amis dans un débit de vins, il fut pris de graves vertiges qui, pendant trois jours furent accompagnés de vomissements avec impossibilité de prendre de la nourriture ; il se plaignait en outre d'une augmentation extraordinaire de l'intensité des bruits subjectifs.

Il fut admis d'urgence à notre Clinique, le 18 avril. Il a l'aspect de quelqu'un qui souffre beaucoup, reste assis et immobile, il évite de remuer la tête : il se plaint de violentes douleurs à l'oreille gauche et à la région frontale. Pouls : 90 à 100. Température 37° 1. Le conduit de gauche n'est pas sténosé et contient un peu de pus fétide ; une fistule, située au niveau de l'antre mastoïdien permet sur un trajet d'environ 3 centimètres l'introduction d'un stylet dans la direction de la caisse. Dans le fond du conduit, il y a du pus et des granulations. Surdité complète à gauche.

Le 18, les vomissements reprennent ; le soir, grande agitation et vers 6 heures après midi, survient une crise avec perte de la conscience et de la parole, apnée et convulsions. La crise dura à peu près 20 minutes et disparut grâce à des injections sous-cutanées de caféine. Pouls toujours faible, fréquent (100), pupilles dilatées, égales.

Opération le 19 avril.

Tout d'abord intervention radicale sur le temporal, puis exploration du cervelet.

L'orifice de la fistule conduit dans une cavité unique formée par la fusion des cellules mastoïdiennes et de l'antre et remplie de masses cholestéomateuses. Couche corticale amincie surtout au niveau du sinus transverse où la paroi est déhiscente par places et par endroits n'atteint pas un millimètre d'épaisseur. Le sinus qu'on met à nu sur un court trajet est normal.

A l'incision rétro-auriculaire ordinaire, on ajoute une incision horizontale vers l'arrière, en forme de T. Hémorragie considérable de l'émissaire mastoïdienne ; elle cesse par la compression ; ligature de l'artère occipitale. A l'aide d'une couronne de trépan, on met à nu la dure-mère cérébelleuse et on fait cinq ponctions dans différentes directions de la substance du cervelet suivies d'aspiration et avec un résultat négatif. La caisse, de dimensions agrandies à cause de l'usure provoquée par les masses de cholestéatome, est remplie de celles-ci et de granulations. L'introduction du protecteur de Stacke occasionne de très violents spasmes du facial ; ils ont aussi lieu lors de l'exploration prudente, au stylet, de la paroi labyrinthique de la caisse où l'on ne constate pas de paroi osseuse, mais bien une couche de granulations dans laquelle le stylet s'enfonce sans résistance sur un certain trajet. Réfection du conduit et suture partielle des lambeaux.

Opération bien supportée : deux injections de caféine.

Le jour de l'opération, l'état du malade fut assez bon, malgré les vomissements répétés. Température vespérale : 38° 6.

20 avril ; température : matin : 37° ; soir : 39°.

Le patient redevient très agité, il essaie de quitter son lit ; il se plaint de céphalée violente. Il a sa pleine conscience. Pas de modification dans l'état des pupilles ; il y a un nystagmus horiz. marqué surtout pour les deux directions extrêmes du regard. La parésie faciale de gauche et la légère contracture du sterno-cléido-mastoïdien du même côté ne semblent pas avoir subi de modifications appréciables après l'opération.

21 avril ; le malade n'a pas reposé de toute la nuit ; température 38°,2 ; en plus de la douleur frontale il se plaint que le pansement soit trop serré ; c'est pourquoi on le refait en partie.

Anorexie. Cessation des vomissements.

22 avril. Température 38°,8 ; pouls tendu : 80.

Le malade a crié toute la nuit ; douleurs frontales et occipitales ; de temps en temps : une phase d'apnée. Pupilles rétrécies, réagissant à la lumière ; léger ptosis à gauche et parésie du facial inférieur du même côté. Céphalée intense et plus marquée à droite ; pleine et entière conscience ; ventre rétracté, dermographie évidente. Les réflexes rotuliens manquent ; le réflexe crémastérien est vif à droite ; faiblesse notable des membres inférieurs. Légère rigidité du rachis. Par la ponction lombaire, on fait sortir à grand'peine quelques gouttes d'un liquide opalin, filant, qui présente de nombreux diplocoques.

Le soir : température 39°,3 ; douleurs violentes ; le malade est très agité ; injection de 2 centigrammes de morphine.

23 avril. Le malade a déliré toute la nuit. Température : 38°,6 ; pouls : 100 ; respiration : 36. Pupilles en état de myosis, presque immobiles ; la droite plus rétrécie que la gauche ; pas d'émission involontaire des matières fécales ni des urines. La tête qu'il tient fixe est déviée à gauche. Légère photophobie.

Le soir : perte de conscience ; délire agité ; pouls très fréquent, irrégulier ; convulsions cloniques des membres.

Exophtalmie. Mort dans le coma.

Autopsie. — Dure-mère tendue ; veines de la pie-mère turgescentes ; circonvolutions aplaties ; exsudat purulent infiltrant les méninges, surtout à la base ; liquide trouble dans les ventricules latéraux. Sur l'hémisphère cérébelleux gauche, légère suffusion hémorragique à l'endroit où ont été pratiqués les ponctions exploratrices ; exsudat purulent dans le quatrième ventricule.

Examen du temporal. — Il n'y a pas de thrombose des sinus. Les parois de la brèche opératoire (antre et caisse) sont recouvertes d'un exsudat jaunâtre ; un segment osseux du sillon sigmoïde est décoloré et la paroi du sinus est également altérée en ce point. Une autre partie cariée sur le *tegmen antri* ; à cette partie correspond une région présentant de la pachyméningite. La paroi vestibulaire osseuse détruite est remplacée par des pseudomembranes qui occupent aussi le labyrinthe ; pus dans le conduit auditif interne.

Réflexions. — Dans ce cas, les phénomènes de pyo-labyrinthite apparurent brusquement le 16 avril et la mort par méningite survint le 23 du même mois, soit à peine sept jours après. Donc, la marche du processus infectieux dans le labyrinthe et dans les méninges fut très rapide et, il ne semble pas qu'elle ait été modifiée par l'intervention qui eut lieu trop tard. La propagation de l'infection du temporal à la cavité cranienne peut s'être faite par trois voies distinctes : l'une à travers le sillon sigmoïde, l'autre à travers le toit de l'oreille moyenne, la dernière enfin, la plus importante, celle qui détermina l'infection des méninges, à travers le labyrinthe et le conduit auditif interne. Il faut remarquer la déviation de la tête et son inclinaison vers le côté gauche.

Otorrhée chronique, à droite, ignorée du malade. Apparition soudaine de graves symptômes de réaction labyrinthique et de paralysie faciale. Opération radicale : carie de la paroi vestibulaire, destruction de la fenêtre ovale. Mort rapide par leptoméningite à la suite de la propagation de l'infection du labyrinthe et du conduit auditif interne.

Celestino M..., 40 ans, fondeur. Entre à la clinique le 29 juin 1897. Il raconte que depuis 11 jours, à la suite de la pénétration accidentelle d'une fourmi dans le conduit de droite, il souffrait de douleurs d'oreilles. Il y a instillé quelques gouttes de vinaigre. Comme on peut le voir, au contraire, l'oreille droite est le siège d'un processus de suppuration chronique, datant probablement de l'enfance et qui non seulement n'avait pas été traité, mais semblait avoir été complètement ignoré du malade. Le 21 juin 1897, il s'était rendu à notre consultation et là on lui avait prescrit un traitement antiseptique de l'oreille. A cause de l'aggravation des douleurs et de l'apparition de la fièvre, il resta au lit, chez lui, jusqu'au 26 et revint alors à la visite avec une paralysie faciale du côté droit. L'examen fonctionnel permit de reconnaître qu'à partir de ce moment le labyrinthe ne fonctionnait plus. Weber à gauche (oreille saine). A son entrée à la clinique, en plus de la paralysie faciale déjà indiquée, on constate une abondante quantité de pus dans le conduit droit et, dans le fond, des granulations provenant de la paroi labyrinthique.

Pansements quotidiens ; les douleurs disparaissent. L'état du malade s'améliore beaucoup, bien que la suppuration reste abondante; le sens du goût est aboli au tiers antérieur de la langue à droite.

7 juillet. De violents vertiges sont survenus, de sorte que le malade n'est pas en état de marcher seul, mais il peut le faire s'il s'appuie sur quelqu'un. Le lendemain (8 juillet), les vertiges ont disparu; mais la veille au soir la température a atteint 38°. Malgré les recommandations et les exhortations, le malade déjoue la surveillance et sort de l'hôpital pour quelques heures en compagnie d'amis.

9 juillet. La fièvre atteint, le soir, 39°3.

10 juillet. Opération radicale. Parties molles au niveau de la mastoïde : normales. L'incision détermine une abondante hémorragie; antre petit, profond, avec quelques granulations; les cavités de l'oreille moyenne sont pleines de pus et de granulations. La paroi vestibulaire est remplacée par des granulations au milieu desquelles le stylet s'enfonce sans rencontrer de résistance. Un petit fragment d'os est extrait de la caisse; on ne réussit pas à établir à quelle région il appartient. Pas de trace des grands osselets. On remarque aussi des granulations au niveau du bloc du facial.

11 juillet. Le malade se sent beaucoup mieux; il a dormi toute la nuit et n'accuse plus de douleurs.

12 juillet. État de nouveau aggravé; on voit survenir de la rigidité de la nuque.

13 juillet. Température toujours élevée malgré l'administration de quinine; délire pendant la nuit; le malade se plaint de douleurs à la nuque et davantage encore à la colonne vertébrale.

14 juillet. Pus abondant dans la plaie; malade agité et dont l'état s'est aggravé de façon évidente, bien qu'il affirme se trouver bien.

15 juillet. Pouls très fréquent : 140. Le malade est assoupi, bien qu'il réponde encore aux questions.

La mort survient le 16 juillet au matin.

Autopsie (faite environ 18 heures après la mort).

Tension notable de la dure-mère; suffusion hémorragique des espaces sous-arachnoïdiens de la zone moyenne de l'hémisphère droit; lésions semblables à gauche. Infiltration purulente des méninges.

On trouve une zone purulente dans la région temporale de l'hémisphère gauche, et autour du chiasma, à la surface inférieure du cervelet. Pus dans le conduit auditif interne de droite. Peu de liquide dans le ventricule; infiltration purulente des plexus choroïdes.

L'examen des autres organes est pour ainsi dire négatif.

Examen du temporal. Les sinus de la base sont intacts; on ne trouve pas d'altérations de la surface cranienne du temporal droit, ni même au niveau du sinus transverse. Dans la brèche osseuse créée par l'opération, on voit la paroi vestibulaire recouverte en grande partie d'une couche de granulations; celles-ci laissent à découvert la loge de la fenêtre ronde et un segment voisin du promontoire, ainsi que la fenêtre ovale d'où l'étrier et sa base sont absents, de telle sorte que le stylet pénètre de là dans le vestibule. On trouve du sang dans le canal semi-circulaire supérieur ; la cavité labyrinthique est occupée par des granulations.

Réflexion. — Dans ce cas, l'affection auriculaire non seulement n'avait pas été traitée, mais avait même toujours été ignorée du malade. Il est remarquable de voir que cet individu, porteur de si graves lésions labyrinthiques, alors que, sans nul doute, les altérations méningitiques avaient commencé, se soit senti capable de déjouer la surveillance et d'aller boire avec des amis, la veille même de l'explosion des phénomènes méningés. L'état du temporal est très instructif et très caractéristique.

Il faut se rappeler que la leptoméningite purulente qui vient compliquer la pyo-labyrinthite n'est pas, dans tous les cas, la conséquence de celle-ci ; il est possible que la propagation du processus infectieux de l'oreille moyenne aux méninges se fasse par une autre voie que par le labyrinthe lésé. L'exemple suivant est très démonstratif à cet égard.

Otite moyenne purulente chronique à gauche. Pyo-labyrinthite ; abcès du cerveau ; lepto-méningite mortelle propagée à travers le tegmen tympani.

Domenico M., campagnard : dix-sept ans. Il a onze frères ou sœurs vivants et en bonne santé ; trois autres moururent en bas âge. Dans son enfance, il eut un abcès à la région lombaire droite ; il en guérit. Depuis une époque qu'il ne peut préciser, le malade a noté de la diminution de l'ouïe à gauche et de l'écoulement de pus de cette même oreille ; comme il n'éprouvait aucune gêne, il négligea de se traiter. C'est seulement au commencement de mars 1905 que des douleurs se montrèrent à l'oreille gauche ; les parents essayèrent de les calmer en introduisant dans le conduit de l'huile de camomille, des morceaux de lard, du camphre cristallisé fondu dans une cuiller à soupe, du lait de femme et d'autres remèdes populaires. La fièvre étant venue s'ajouter aux douleurs, le malade demande à entrer à la Clinique, où il est admis le 17 mars 1905.

Céphalée intense, rigidité de la nuque et de la colonne vertébrale qui sont très douloureuses à la pression. Température 40° ; pouls 120 ; grande agitation ; cris hydrencéphaliques. Pour calmer le malade, on lui fait dans la nuit des injections de morphine et d'huile camphrée.

18 mars : État toujours très grave ; pupilles égales, mais réagissant paresseusement. Le signe de Kernig a fait son apparition ; réflexes rotuliens exagérés ; les réflexes crémastériens manquent ainsi que les spasmes cloniques du pied. Pus abondant et fétide dans le conduit à gauche ; granulations dans la profondeur.

Par la ponction lombaire, on retire quinze centicubes environ d'un liquide trouble et blanchâtre. Pouls 110. Malgré les douleurs, le sensorium n'est pas obnubilé. Anorexie absolue ; le malade ne peut arriver à prendre que quelques cuillerées de lait. Dans la nuit, grande agitation, fièvre intense. L'injection de morphine procure quelques heures de repos.

19 mars : Nouvelle ponction lombaire ; on retire huit centicubes de liquide, plus dense que celui retiré la veille, trouble, de couleur blanc jaunâtre. Le malade est très agité et se plaint dès qu'on le touche. Rigidité complète de la nuque. Le patient se débat tellement qu'on est obligé de l'attacher dans son lit.

20 mars : Le coma débute ; pupilles égales, mais à réaction paresseuse. Cris continuels.

21 mars. Le coma est complet ; au matin, frisson intense.

Mort le 22, à quatre heures du matin.

Autopsie. Leptoméningite purulente ; l'exsudat est en plus grande abondance à la base, à droite et en avant du cerveau. Au niveau des deuxième et troisième circonvolutions du lobe temporal gauche, la substance cérébrale est ramollie. Au niveau du *tegmen tympani* gauche, il y a un foyer de pachyméningite ; après avoir soulevé la dure-mère, on découvre un tractus d'os noirâtre, usé, à travers lequel un stylet pénètre dans la caisse.

Une bouillie gris-verdâtre occupe la cavité des ventricules latéraux et revêt, comme d'un vernis, les ganglions de la base. Ces ganglions incisés semblent de structure normale et de couleur ardoisée. La suppuration pénètre dans le quatrième ventricule dont l'épendyme est très infecté. Après avoir ouvert le foyer de ramollissement du lobe temporo-sphénoïdal gauche, dont nous avons déjà parlé, on y trouve une substance brun-verdâtre comme celle qui est dans les ventricules, cependant on ne peut trouver une voie de communication directe entre la cavité de l'abcès et le ventricule latéral gauche.

Les autres organes ne présentent rien de remarquable.

L'examen des matières purulentes fraîches recueillies dans les foyers du cerveau, révèle la présence d'une riche flore de bactéries de la suppuration et du *proteus*. Les cultures montrent l'existence du colibacille.

Examen du temporal gauche. Sinus et bulbe de la jugulaire en état d'intégrité ; en particulier on ne découvre aucune lésion du sinus latéral.

L'acoustique et le facial dans le conduit auditif ne présentent aucune altération macroscopique. Après avoir détaché la dure-mère de la face supérieure du temporal, on note une région de forme irrégulièrement circulaire et du diamètre d'un centime environ, en laquelle l'os est par endroits noirâtre et en d'autres jaunâtre, corrodé au point de laisser pénétrer dans la caisse la pointe d'un stylet. Après avoir enlevé la paroi antérieure du conduit on reconnaît que celle-ci est remplie d'un pus jaunâtre très fétide ; la paroi postérieure du conduit a été détruite et remplacée par une membrane presque cicatricielle, très enflammée, offrant de la résistance au stylet ; derrière elle on trouve un magma formé de pus concrété, de détritus épithéliaux et de granulations. Cette masse fétide remplit la caisse, envahit la région épitympanique et l'aditus, pénètre dans l'antre et les cellules mastoïdiennes, sauf dans celles de la région postérieure et du sommet de l'apophyse.

Dans la caisse, on ne trouve que des restes du marteau constitués par la courte apophyse et le manche. Plus de traces de l'enclume et de l'étrier, ni du tympan.

La paroi vestibulaire de la caisse est recouverte de façon lâche, par une muqueuse épaissie, avec granulations, de sorte que tous les détails anatomiques ont disparu. Dans la paroi vestibulaire de la région épitympanique, juste au-dessus du promontoire, on trouve une partie d'os à nu et nécrosé; elle a une forme ovale, son plus grand diamètre antéro-postérieur est de trois millimètres sur deux.

La pièce est conservée pour les recherches histologiques.

Remarques. — Quand le malade fut conduit à la Clinique, les symptômes de lepto-méningite étaient déjà si graves qu'on ne jugea pas opportun même de tenter une intervention. De fait, l'autopsie montra que les lésions étaient de telle nature et si étendues, qu'il aurait été difficile de sauver le malade. Outre la lepto-méningite, il avait un abcès cérébral d'origine otique. Dans ce cas, la voie de propagation à la cavité cranienne a certainement passé à travers le *tegmen tympani* carié et corrodé ; la pyo-labyrinthite avec nécrose d'une partie de la paroi vestibulaire de la caisse doit être regardée comme une complication. La ponction lombaire réitérée n'a pas pu même modifier sensiblement la marche rapidement progressive du processus morbide intra-cranien. Il faut noter le développement du coli-bacille dans le pus du cerveau. Dans ce cas, les symptômes labyrinthiques étaient masqués par les phénomènes dus aux lésions endo-crâniennes.

b) **Propagation à la cavité cranienne à la suite de traumatismes portant sur l'oreille.** — Nous avons étudié, au point de vue anatomo-pathologique, les particularités que ce mode de propagation peut présenter dans les divers cas ; la virulence des micro-organismes pathogènes qui, à la suite des traumatismes, pénètrent dans le labyrinthe est exaltée par le traumatisme lui-même. Cela nous explique peut-être la marche particulièrement rapide que l'infection prend dans des cas de ce genre. Je vais en citer un exemple personnel.

Lepto-méningite consécutive aux tentatives d'extraction d'une graine lesquelles amenèrent l'ouverture de la caisse et du labyrinthe. Otite moyenne suppurée et pyo-labyrinthite. Drainage des espaces sous-arachnoïdiens. Mort.

Baptiste N., 10 ans.

On le porte à notre clinique dans un état grave. Les parents racontent qu'environ quinze jours auparavant l'enfant avait, pour s'amuser, introduit dans ses deux oreilles une graine de caroube[1]. La graine fut enlevée facilement à droite ; à gauche, les manœuvres d'extraction mal conduites furent infructueuses et provoquèrent une forte réaction locale et générale. Le malade a la fièvre depuis quelques jours ; il ne peut marcher ; douleurs intenses de la moitié gauche de la tête. Pus abondant dans le conduit auditif gauche qui est sténosé à cause de la tuméfaction des parois. Pas d'altérations mastoïdiennes. Examen ophtalmoscopique négatif. On voit que le malade est gravement atteint ; il est comme abruti et on ne peut obtenir de réponses précises à l'examen fonctionnel. Parésie faciale à gauche. Posé à terre, le malade titube et tient les jambes écartées. Dilatation pupillaire. Le soir, fièvre peu élevée (allant à 38°) ; légère rigidité de la nuque ; céphalée intense ; cris pendant la nuit. On procède à l'intervention sur l'oreille moyenne et sur la mastoïde. La graine de caroube se trouve enclavée dans la caisse entre les restes du tympan et la paroi vestibulaire ; on l'extrait par fragments, parce qu'elle est macérée et très friable. L'opération est faite le matin du 7 mai 1895.

8 mai. La fièvre persiste ; état toujours grave ; céphalée intense ; cris intermittents ; anorexie. Le pouls est très faible et fréquent : 120. Constipation qu'on combat par des lavements et par le calomel.

9 mai. Trois défécations après les lavements. Il y a de l'amélioration ; mais le soir, la fièvre subit de nouveau une ascension (39° 5) et on voit apparaître de très vives douleurs à la nuque et le long de colonne vertébrale jusqu'au sacrum.

10 mai. Nuit sans sommeil ; plaintes et gémissements continuels.

12 mai. L'enfant a sa pleine conscience ; il continue à gémir. Les pupilles réagissent bien ; il n'y a pas de trouble de la motilité des globes oculaires. Parésie faciale à droite. Rudesse respiratoire avec légère matité dans la fosse sous-épineuse gauche. Réflexes abdominaux, crémastériens et plantaires très vifs ; les réflexes tendineux ne sont pas exagérés. Le clonus (trépidation épileptoïde) du pied fait défaut. Les masses musculaires des cuisses sont douloureuses. On procède à une deuxième opération. L'écaille du temporal est abattue au-dessus du conduit et on va en arrière jusqu'à mettre à nu le coude du sinus transverse et une petite région de la dure-mère cérébelleuse au-dessous du sinus. On ne constate rien. De même, trois ponctions exploratrices avec une large aiguille-canule courte dans le cervelet ne donnent aucun résultat. On fait alors, à la dure-mère cérébrale, des incisions cruciales d'environ deux centimètres 1/2 dans deux directions. Le cerveau fait brusquement hernie à travers l'ouverture. Pie-mère saine, sans traces d'infiltration purulente. On

1. Fruit du caroubier (*Ceratonia siliqua*), arbre de la famille des légumineuses (*Le traducteur*).

réduit par une compression modérée la hernie du cerveau. Suture partielle des parties molles.

Le soir, l'aphasie fait son apparition. La motilité des membres du côté opposé est bonne. L'enfant a sa connaissance.

14 mai. Le malade prononce quelques paroles de plainte.

15 mai. État d'assoupissement léger.

17 mai. L'assoupissement se prolonge. Apparition du nystagmus horizontal.

19 mai. Tendance à l'assoupissement. Dilatation des pupilles ; la droite est inerte. Pouls 120. La respiration présente des phases d'apnée qui ne sont cependant pas périodiques. Dermographisme. Réflexes tendineux peu marqués. Hyperesthésie généralisée, marquée surtout à l'abdomen.

Les jours suivants, l'état s'aggrava et le malade mourut dans le coma le matin du 23, avec hyperthermie finale (42° 2).

Autopsie (vingt-cinq heures après la mort).

Leptoméningite purulente surtout à la base : épendymite purulente s'étendant jusqu'au quatrième ventricule. La leptoméningite respectait complètement la portion herniée du cerveau et les parties voisines où l'on voyait le sillon d'étranglement fait par le bord de la dure-mère incisée à la seconde opération.

L'examen bactériologique démontre l'existence des bacilles pyogènes ordinaires ; rien de particulier aux autres organes, sauf une pneumonie fibrineuse du lobe inférieur gauche.

A l'examen du temporal : pas de lésion de la surface osseuse du rocher, du côté de l'intérieur du crâne. Il y avait des restes du tympan avec le marteau ; l'enclume manque ; il n'y a aucune trace de l'étrier ; à travers la fenêtre ovale, il y avait une libre communication de l'oreille moyenne avec la cavité labyrinthique qui contient aussi du pus. De là on peut suivre ce dernier dans le conduit auditif interne où l'on voit que l'acoustique et le facial baignent littéralement dans le pus.

Remarques. — C'est un exemple typique de pyo-labyrinthite consécutive à des lésions traumatiques de la caisse et de la fenêtre ovale. Il faut noter l'absence de vomissements pendant tout le cours de la leptoméningite ; cette absence est d'autant plus remarquable qu'il s'agissait d'un enfant ; la connaissance fut conservée jusqu'aux derniers jours. Le nystagmus qui apparut à un stade avancé de la méningite appartient à la forme que j'ai décrite comme tardive et qui n'est pas en rapport avec l'irritation labyrinthique, mais avec des lésions endo-craniennes. L'opération faite sur l'encéphale dans le but de découvrir l'existence éventuelle d'une collection purulente (il faut remarquer que le cas remonte déjà à onze ans) est la même que préconisent aujourd'hui, comme nous le verrons, quelques auteurs pour le traitement de la leptoméningite otogène dans le but de permettre l'écoulement du liquide céphalo-rachidien. Cependant, cette intervention n'a pu lutter contre le progrès de l'affection et ne sembla pas non plus améliorer de manière sensible l'état du malade. Un fait qui mérite une considération particulière et qui fut constaté à l'autopsie, c'est que les lésions purulentes des méninges (pie-mère) ne s'étendaient pas à la partie herniée du cerveau, probablement à cause du sillon d'étranglement que formaient les bords de l'incision de la dure-mère. Les tentatives d'extraction du corps étranger avaient non seulement perforé le tympan, mais aussi luxé l'étrier et ouvert la fenêtre ovale.

Les traumatismes peu importants, mais atteignant directement le labyrinthe, siège d'un processus de suppuration, peuvent suffire à provoquer la propagation de l'infection à l'intérieur du crâne et la lepto-méningite. Un cas des plus démonstratif est apporté par von Tröltsch [1].

Chez un malade qui présentait une otorrhée ancienne avec symptômes de réaction labyrinthique, l'auteur pratiqua un jour un lavage de l'oreille en poussant le liquide avec trop de pression. Il survint rapidement une lepto-méningite mortelle. A l'autopsie, on reconnut que l'étrier était maintenu en place seulement par la muqueuse gonflée de la caisse, de sorte qu'il existait une libre communication du contenu purulent de l'oreille moyenne avec les cavités de l'oreille interne ; une seconde communication était formée par une érosion de la paroi vestibulaire placée immédiatement au-dessous de la fenêtre ovale. L'auteur pense que dans ce cas la propagation de l'agent infectieux aux méninges fut déterminée par la compression que l'étrier déjà mobile avait, par suite de la poussée de l'eau, exercée sur le contenu déjà purulent du labyrinthe, lequel contenu aurait été repoussé vers la cavité cranienne.

c) A cette catégorie de cas appartiennent ceux de lepto-méningite qui succèdent rapidement à une brusque pénétration dans l'oreille interne du pus de l'oreille moyenne, à la suite de l'extraction opératoire de l'étrier ou de la perforation chirurgicale de la paroi vestibulaire. Ces cas devraient être plus fréquents que ne l'indique la littérature, car il est naturel que ces malheureux accidents ne soient pas publiés par les opérateurs. Notre opinion n'est pas infirmée par le petit nombre de cas publiés, dans lesquels l'extraction opératoire involontaire de l'étrier ne fut heureusement pas suivie de phénomènes de méningite.

1. Von Tröltsch : observations 62 et 63.

Dans tous les cas où une leptoméningite apparaît tout de suite après une opération pratiquée sur l'oreille moyenne, nous ne devons pas nous hâter de conclure que la complication est déterminée par la propagation d'un agent infectieux du labyrinthe, favorisée par le traumatisme opératoire. Les façons dont le traumatisme provoque l'explosion de la lepto-méningite peuvent être différentes ainsi que le montre mon observation ci-dessous.

Otite moyenne suppurée chronique bilatérale. Opération radicale à gauche ; apparition consécutive de la leptoméningite purulente mortelle venue d'un foyer infectieux du sulcus latéral droit.

Émilie B., paysanne; 14 ans. La malade vient nous trouver pour la première fois vers la fin de mai 1899 ; elle a une otorrhée bilatérale et une grave surdité. Les commémoratifs qu'on peut obtenir d'elle et de sa mère qui l'accompagne sont incertains et peu abondants. Il paraît que l'otorrhée date de l'enfance ; l'affection fut complètement négligée ; c'est seulement il y a un an, qu'en voyant la diminution de l'ouïe devenir marquée, la malade recourut aux conseils du médecin de sa localité qui se borna à prescrire des lavages. Quand elle se présente à nous, elle ne se plaint d'aucun trouble qui fasse penser à l'existence possible d'une complication endo-cranienne otogène quelconque. Pas de douleurs, pas de troubles de l'équilibre, pas de malaise, ni de fièvre. Des deux côtés, pus fétide dans le conduit auditif externe ; dans le fond à droite, on voit des granulations polypoïdes ; à gauche un gros polype de consistance fibreuse, venant de la caisse. Pas de lésions, ni de troubles des parties molles rétro-auriculaires. Le Schwabach est diminué, Weber latéralisé à gauche (oreille fonctionnellement la plus malade et où on ne peut avec certitude démontrer la perception acoustique) ; à droite, la montre est entendue au contact sur la mastoïde, sur la région temporale et au pavillon. De ce côté la voix de la conversation est entendue, mais de près. Rinne négatif.

Hypertrophie modérée de l'amygdale pharyngienne.

Le lendemain : opération radicale sur l'oreille gauche la plus atteinte : couche corticale épaisse ; antre petit profond, contenant quelques granulations et du pus. La caisse est remplie de granulations fibreuses assez difficiles à détacher à cause de leur adhérence aux parois osseuses ; nulle part, il n'y a de traces de grands osselets. La dure-mère n'est à nu en aucune région.

Pas d'incident pendant l'intervention qui dure environ quarante minutes. Le lendemain du jour qui suivit l'opération (28 mai), apparut brusquement une température élevée que n'annonça aucun frisson ; elle persiste malgré un purgatif qui amena trois évacuations alvines ; bientôt s'ajoute à cela la rigidité de la nuque avec déviation de la tête vers le côté droit ; parésie faciale à droite devenant rapidement complète. Rien d'anormal à la plaie, ni à l'oreille droite où le pus était modérément abondant. La malade se plaignit de douleurs non pas aux oreilles, mais à la nuque. Il y avait en outre du nystagmus horizontal, partiellement rotatoire, pour toutes les directions du regard. Pupilles égales, de dimensions moyennes ; l'examen du fond de l'œil qu'on n'avait pas fait avant l'intervention, révèle un début de névrite optique à droite. La ponction lombaire ne fait pas sortir de liquide.

Ce tableau pathologique alla en s'aggravant rapidement ; le délire survint pendant les nuits qui suivirent, tandis que pendant le jour, la conscience demeura complète, peut-on dire, jusqu'à la fin. Fièvre considérable oscillant aux environs de 40° avec caractère légèrement rémittent. Vomissement seulement la seconde nuit après l'apparition des phénomènes cérébraux. Constipation, anorexie, pouls fréquent. Les derniers jours, douleurs intenses à la colonne vertébrale et hyperesthésie des membres inférieurs.

La mort survint le 3 juin 1899 à 5 heures du matin.

Autopsie. — (12 heures après la mort).

A la base du cerveau pus fétide, verdâtre, abondant. Le lobe droit du cervelet présente une encéphalite superficielle. Ventricules latéraux dilatés contenant de la sérosité liquide à gauche, légèrement trouble à droite. Suffusion purulente avec ecchymoses à l'épendyme du quatrième ventricule. Œdème de la substance du cerveau et du cervelet. L'examen du reste du corps est à peu près négatif surtout en ce qui concerne l'existence des lésions ayant un caractère tuberculeux.

A l'examen du temporal, on peut établir que l'infection méningée provenait de droite (côté non opéré).

Dans le sinus latéral droit, il y a un caillot noirâtre qu'on ne détache qu'avec difficulté ; la surface de la dure-mère au niveau du sillon latéral est décollée de l'os par la présence d'une collection de pus verdâtre (abcès extra-dural périsinusien), elle est épaissie, jaunâtre sur un trajet correspondant à peu près à a moitié de la portion sigmoïde du sinus. En cet endroit, l'os du sillon est malade ; il ne présente pas une véritable perforation, mais de petites érosions noirâtres. L'émissaire mastoïdienne et une veine qui passe à travers la fente temporo-mastoïdienne sont jaunâtres et thrombosées ; cependant, il n'y a pas de pus sous le périoste de la face externe de la mastoïde.

Dans le conduit auditif interne, le facial et l'acoustique sont entourés de pus. La paroi vestibulaire de la caisse est intacte. Pas d'altération de la surface endocranienne du temporal de gauche (côté opéré).

Remarques. — Dans ce cas, l'examen du temporal ne permit pas de reconnaître avec certitude des lésions du labyrinthe, et, la voie de propagation de l'infection aux méninges et au sinus fut probablement à travers le sillon sigmoïde. Il faut noter l'existence complètement latente des lésions endocraniennes qui ne se manifestèrent qu'à la suite d'intervention exécutée sur le côté opposé.

Ce fut évidemment la cause de l'explosion des lésions par un mécanisme probablement très complexe que ce n'est pas ici le moment d'analyser. Le fait que l'acoustique et le facial furent trouvés entourés de pus dans le conduit auditif interne ne suffit pas à établir la pyo-labyrinthite, car, dans les méningites purulentes, le pus peut provenir des méninges elles-mêmes, comme j'ai eu occasion de le constater à plusieurs reprises.

Parmi les cas, existant dans la littérature, de leptoméningite purulente survenant après une opération faite sur la caisse, soit par infection à travers le labyrinthe, soit par toute autre voie, je rapporterai les deux suivants dus à Schenke [1].

Dans un cas, les symptômes de leptoméningite firent explosion le troisième jour après une opération radicale. A l'autopsie, on trouva que l'infection des cavités labyrinthiques s'était produite à travers une destruction partielle du ligament annulaire de l'étrier ; de là, le pus s'était fait jour vers la cavité crânienne à travers le conduit auditif interne.

Dans un second cas du même auteur, le canal semi-circulaire externe avait été blessé dans l'opération, sans qu'il y eut immédiatement de graves symptômes de réaction. La méningite éclata trois semaines environ après l'intervention. A l'autopsie, on vit que les canaux semi-circulaires membraneux étaient sains et que la perte de substance osseuse de la paroi semi-circulaire externe était comblée par des granulations. L'auteur, dans ce cas, admet comme probable l'existence, antérieure à l'opération, d'un foyer d'infection méningée latent et circonscrit.

Zeroni [2] s'est occupé de façon autorisée de l'étude de la méningite postopératoire. Cet auteur a recueilli dans la littérature 40 cas, y compris trois cas personnels, de leptoméningite survenant immédiatement après une intervention sur la caisse. Dans 29, la méningite avait débuté tout de suite après l'opération, quelquefois le soir même et, à l'autopsie, l'on avait trouvé les lésions purulentes les plus graves du labyrinthe. Le plus souvent, il y avait une perte de substance des fenêtres, surtout de la fenêtre ovale, de sorte que nous sommes autorisés à penser que la cause de la méningite furent les manipulations opératoires atteignant la fenêtre ovale qui, plus que la fenêtre ronde, est exposée à ce genre de traumatisme. Nous aurons occasion de reparler des dangers que peuvent présenter les opérations radicales dans les pyo-labyrinthites, lorsque nous nous occuperons du traitement chirurgical de la labyrinthite. Nous ajouterons

1. *Archiv f. Ohrenheilk.*, 1901, vol. 53, p. 171.
2. *Archiv f. Ohrenheilk.*, vol. 66, p. 199, 1905.

ici que dans aucun des 29 cas ci-dessus, il n'y avait antérieurement à l'opération de symptômes de méningite et que, dans 14 seulement, il y avait des symptômes d'exacerbation de l'otite chronique.

d) A côté de la leptoméningite à marche très rapide qui accompagne la pyo-labyrinthite, on peut rencontrer diverses complications endocraniennes, parmi lesquelles, comme nous l'avons vu dans l'étude de l'anatomie pathologique, l'abcès du cervelet se trouve avec une fréquence particulière. Ces cas, dans lesquels le diagnostic peut être très difficile et parfois impossible dans l'état actuel de nos connaissances, offrent naturellement les combinaisons les plus variées.

Quand la pyo-labyrinthite a déterminé un abcès du cervelet, l'explosion de la lepto-méningite purulente qui ferme ordinairement la scène peut être causée par la rupture de l'abcès et par l'épanchement du pus à la surface du cervelet, ou, comme dans les cas non compliqués, par la propagation aux méninges du pus des cavités labyrinthiques et alors l'abcès constitue une complication accessoire. Même dans d'autres cas, la pyo-labyrinthite a une importance secondaire; c'est lorsque la leptoméningite est due à la thrombose infectieuse du sinus transverse, à l'abcès extra-dural, ou à l'abcès du cerveau. Ce n'est pas ici l'endroit d'exposer en détail les symptômes de ces diverses complications; dans un autre chapitre, nous rappellerons les caractères diagnostiques qui permettent de différencier la pyo-labyrinthite des complications endocraniennes qui l'accompagnent le plus souvent.

Voici maintenant quelques exemples, provenant de ma pratique, de pyo-labyrinthite et de méningite à marche rapide accompagnées d'autres complications endocraniennes.

Otite moyenne suppurée subaiguë à gauche; abcès du cervelet et lepto-méningite purulente. Érosions de la paroi labyrinthique et du canal semi-circulaire supérieur.

Jean-Baptiste B., paysan, 45 ans. Vers le commencement de novembre 1898, il fut pris d'otite aiguë à gauche, sans avoir jamais eu auparavant d'affection d'oreille. Le 26 novembre, il vint à notre consultation. Nous trouvâmes une diminution considérable de l'ouïe à gauche, un tympan rouge, mais pas de pus dans le conduit. On prescrivit un traitement antiseptique et le malade ne revint que le 30 janvier 1899, plus de deux mois après la première visite et près de trois mois depuis le début de l'otite. Il raconta que 15 jours auparavant, il avait été pris de céphalée violente à gauche, de vertiges et de vomissements. A gauche, la surdité est complète pour la voix chu-

chotée et pour la montre et même à l'examen par le diapason, on ne
réussit pas à découvrir de perception auditive pour ce même côté,
alors que l'oreille droite est normale. Cependant, le Weber n'est pas
latéralisé; le Schwabach est diminué. Les deux tympans sont
opacifiés; conduit auditif gauche large et perméable. Le malade
accuse des sensations de vertige; il ne peut se tenir debout sur les
deux pieds les yeux fermés. Comme son état s'aggrave, il entre à la
clinique, le 6 février 1899; il a l'air très malade; il répond cependant
clairement, mais avec quelque difficulté aux questions qu'on lui
pose. Il a depuis deux jours de la rigidité de la nuque et souffre de
douleurs intenses localisées à la moitié droite de la tête. Il a peine à
marcher.

Il n'y a pas de pus dans le conduit externe gauche qui est légèrement sténosé et rouge, le tympan est également rouge, couvert de
squames épidermiques macérées. On ne note aucune altération des
régions péri-auriculaires; la pression de la mastoïde n'est pas douloureuse. Le malade tient la tête raide et, même debout et les yeux
ouverts, il titube, avec tendance à tomber en arrière et à gauche.
Nystagmus horizontal bien manifeste dans toutes les positions des
globes oculaires surtout pour les directions extrêmes du regard des
deux côtés. Les pupilles réagissent de façon normale. Examen
du fond de l'œil à peu près négatif : amas de pigment sur le bord
de la papille des deux côtés, et à gauche ces bords sont légèrement voilés. Pouls rare (de 42 à 50). Température plutôt subnor-
male.

9 février. L'état s'est aggravé; le malade a passé une nuit assez
agitée avec tendance à descendre du lit. Le matin, il somnole,
presque inconscient, à tel point qu'il n'exécute aucun des mouvements qu'on lui commande. Pouls 50, respiration 28; température
38° 2. Resserrement des pupilles qui ne réagissent pas à la lumière.
Peu de sensibilité à la douleur; membres inférieurs rigides; pied
gauche en abduction. Les réflexes abdominaux et crémastériens font
défaut; les réflexes patellaires sont accentués; la trépidation épileptoïde du pied qui est bilatérale, est très vive. Rigidité des muscles
de la nuque. Incontinence d'urine. Dans quelques moments plus
libres, le malade se plaint d'une douleur aiguë à la région occipitale
gauche; la pression n'augmente pas cette douleur, abdomen quelque
peu rétracté. Dermographisme marqué.

Le soir, vient s'ajouter à ces symptômes une fièvre non précédée
de frissons; la somnolence et la rigidité vont en s'accentuant. Pouls
toujours rare. On diagnostique abcès du cervelet avec début de leptoméningite et on décide une intervention qu'on pratique le 10 février
au matin.

Couche corticale saine; diploë abondant. En allant à la recherche de l'antre, on découvre le sinus transverse de coloration normale, mais sans battements; on le suit sur un trajet de deux centimètres en allant vers le bas, sans trouver d'altération. Quelques
granulations pâles dans l'antre et l'aditus, mais pas de pus. On

prolonge en arrière l'incision rétro-auriculaire ordinaire des parties molles ; en décollant le périoste, on détermine une abondante hémorragie de l'émissaire mastoïdienne ; on l'arrête aisément en maintenant avec le doigt un petit tampon de gaze contre l'ouverture osseuse.

Couronne de trépan, de deux centimètres de diamètre environ, sur l'écaille de l'occipital à peu près à deux centimètres en arrière du sinus, et en bas du point de jonction des trois sutures temporo-occipito-pariétale. La dure-mère a un aspect normal ; pas de battements, elle semble très tendue. Après avoir élargi la brèche osseuse en avant avec la pince de Luër, on fait trois ponctions exploratrices dans la substance du cervelet ; on les fait suivre d'aspiration ; on se sert d'une aiguille de fort calibre ; une ponction est faite en avant, une en bas et la troisième, profonde d'environ trois centimètres, est faite directement en dedans, en faisant toujours passer l'aiguille par la même perforation de la dure-mère ; à la dernière ponction on s'aperçoit que dans le canal de l'aiguille, mais pas cependant dans la cavité de la seringue, se trouvent quelques gouttes de pus. Incision horizontale de la dure-mère de deux centimètres et demi environ ; à l'aide du bistouri enfoncé dans la substance du cervelet, on fait sortir environ une cuillerée de pus peu dense, fétide. On introduit une pince de Péan fermée et on la retire en l'ouvrant ; cette manœuvre détermine la sortie d'autre pus. La cavité de l'abcès n'est pas bien vaste. Tamponnement soigné. Pansement sans suture.

A la fin de l'opération, de 42 pulsations le pouls est monté à 66. Le changement de l'état général ne fut pas moindre dès que le malade s'éveilla de l'anesthésie chloroformique. On eût dit presque une résurrection. Le coma ayant disparu, le patient répondait nettement aux questions, avait sa conscience, ne se plaignait plus d'aucune douleur et prit volontiers du café. Le pouls se maintint bon. Les pupilles ont des dimensions normales et réagissent promptement ; le clonus du pied est à peine marqué ; la contracture des membres inférieurs a disparu ; pas d'élévation de température.

L'état resta bon même pendant la nuit. Au bout de 24 heures seulement après l'opération, on jugea opportun de renouveler le pansement. Hernie peu prononcée du cerveau ; le tampon de la cavité de l'abcès avait été expulsé ; on y introduit un tampon fin. Pansement.

Vers 11 heures, le même jour, l'état s'aggrave rapidement ; à trois heures, frissons ; le malade, en proie au délire, essaie de quitter son lit ; température 39°, pouls petit, 100 ; pupilles inégales ; la gauche plus resserrée.

12 février. Mort à 8 heures du matin.

Autopsie (24 heures après).

Dure-mère tendue ; circonvolutions aplaties ; après avoir enlevé le cerveau, il reste dans les fosses occipitales un liquide trouble très abondant ; méningite purulente ; pus dans les ventricules latéraux, surtout à l'angle postérieur. L'exsudat purulent est surtout très abondant entre les méninges à la base des hémisphères cérébelleux ; le lobe gauche du cervelet présente des hémorragies et renferme une poche qui évidemment était pleine de pus et dont les parois ne sont pas délimitées par une membrane pyogène.

Examen du temporal. Il n'y a pas de pus dans le conduit auditif externe. Le tympan adhère au promontoire et a l'aspect cicatriciel. Tissu fibreux néoformé, dense, résistant, enveloppant et cachant les grands osselets. Un stylet montre l'existence d'os à nu sur la paroi labyrinthique ; sillon sigmoïde normal. La mastoïde est également normale ; érosion en cratère sur l'épine supérieure du rocher au niveau du canal semi-circulaire vertical supérieur ; elle est occupée par des granulations fibreuses ; de ce point-là, aussi, on peut faire pénétrer un stylet dans le labyrinthe.

Remarques. — Dans ce cas, il est malaisé de dire quelle a été la voie suivie par le pus pour pénétrer dans le labyrinthe. En effet, à l'autopsie on trouva des lésions de la paroi labyrinthique de la caisse et en outre une érosion du canal semi-circulaire vertical supérieur au niveau de l'épine du rocher ; par ces deux voies, on pouvait faire pénétrer le stylet dans le labyrinthe. Les lésions de l'épine supérieure du rocher quand il n'y a pas, comme dans notre cas, des altérations de la face postérieure du rocher lui-même et du sillon sigmoïde, doivent le plus souvent être rapportées à la propagation de l'infection des cellules péri-antrales à *l'hiatus subarcuatus*, le long du canal du même nom ; à l'épine du rocher il se forme un abcès extra-dural qui, d'un côté provoque l'érosion du canal semi-circulaire supérieur et de l'autre peut donner naissance à l'abcès du cervelet. La propagation le long du *canalis subarcuatus* est habituellement favorisée par la rétention du pus dans l'antre ou dans l'aditus. D'autre part, la pénétration du pus par la voie de la paroi labyrinthique peut également, comme nous l'avons vu, donner naissance à l'abcès du cervelet et à la lepto-méningite. C'est pourquoi nous devons laisser sans la résoudre la question de savoir quelle est la voie suivie par l'infection, de la caisse au labyrinthe et à la cavité crânienne.

Les lésions trouvées dans la caisse à l'autopsie permettent de douter que l'otite moyenne fut de date plus ancienne que ne l'affirmait le malade. De même, dans le cas présent, il est difficile de dire si le nystagmus observé aux derniers stades de la maladie était d'origine labyrinthique ou cérébelleuse ; en tenant compte de ce que déjà, au moment de l'entrée à la clinique, le labyrinthe acoustique gauche ne fonctionnait plus, l'origine cérébelleuse de ce symptôme semble plus probable, bien qu'il pût être entretenu par l'irritation du nerf vestibulaire, même après la destruction des ampoules des canaux semi-circulaires.

Un fait remarquable c'est le changement brusque et surprenant survenu dans l'état du malade après l'évacuation du pus de l'abcès du cervelet et, il faut supposer que la guérison aurait été possible si la leptoméningite terminale n'avait pas été aussi avancée.

Otite moyenne suppurée chronique à droite avec lésions de la paroi labyrinthique de la caisse. Pas de pyolabyrinthite. Nécrose du temporal. Pyohémie. Thrombose infectieuse de quelques sinus veineux.

Joséphine B., 5 ans.

L'enfant fut toujours maladive depuis sa naissance. A l'âge de trois ans, elle fut obligée de garder le lit pendant environ huit mois pour une affection intestinale que la mère ne sait pas préciser. Depuis deux ans, il est survenu une otorrhée abondante à droite qui, de temps en temps, subit une recrudescence. Depuis huit jours, douleurs violentes à l'oreille : forte fièvre ; depuis vingt-quatre heures, vomissements.

On l'admet d'urgence à la Clinique, le 2 novembre 1905. Elle a l'air très malade et pousse des gémissements continuels. Pupilles dilatées, égales ; pas de nystagmus. Légère parésie du facial inférieur droit. De l'oreille droite se dégage une fétidité très considérable ; dans le conduit auditif externe il y a un pus abondant, sentant très mauvais, peu dense, qui a ulcéré la peau du conduit. Sur la région mastoïdienne, la peau est rouge, décollée et l'on voit deux ouvertures fistuleuses par lesquelles le stylet s'enfonce dans l'os. De temps en temps, violents vomissements ; les mouvements de tête sont douloureux sans qu'il y ait véritable raideur de la nuque. Pas de signe de Kernig. Placée debout, la malade titube dans la station et dans la marche avec tendance à tomber en arrière et à droite. On remarque de plus que la petite malade appuie sur les talons, présentant une tendance à soulever la pointe des pieds.

Le lendemain (31 novembre) opération. Incision en T des parties molles rétro-auriculaires intéressant les ouvertures fistuleuses décrites. Les fistules osseuses conduisent dans l'intérieur des cavités de la mastoïde. Couche corticale mince ; diploë de couleur noirâtre infiltré de granulations : cholestéatome, pus. On enlève de la caisse d'abondantes granulations sans trouver trace des grands osselets. Ayant mis à nu le sinus transverse, on voit qu'il présente des pulsations. Au niveau de sa courbure, il y a une région de la paroi qui est recouverte de pseudo-membranes ayant une coloration en partie jaunâtre, en partie noirâtre. Après avoir enlevé ces fausses membranes avec précaution, il survient une forte hémorragie qu'on arrête par compression à l'aide de tampons. Dans la partie inférieure vers le bulbe de la jugulaire, la paroi membraneuse du sinus est détachée du sillon sigmoïde, comme si le sinus était flasque et relâché ; dans le sillon lui-même, on trouve encore du pus concret et fétide. La dure-mère des régions voisines du sinus a une coloration normale, son adhérence à l'os est également normale. Tamponnement.

4 novembre : les vomissements ont tout à fait disparu ; la nuit fut tranquille ; mais la température reste toujours élevée ; la rigidité de la nuque est manifeste.

5 novembre. L'état s'est amélioré ; seule la raideur de la nuque persiste. Pupilles égales et réagissant à la lumière. Le pouls est faible et très fréquent : 140. Température de 39° à 39° 8. Le symptôme de Kernig est à peine marqué. On note une légère tuméfaction douloureuse à la partie supérieure du paquet vasculo-nerveux du cou. Ayant enlevé la gaze du pansement, on la trouve sèche, avec du pus très fétide. La brèche osseuse de la mastoïde est de couleur noirâtre, évidemment due à la nécrose.

L'état général très grave nous amène à pratiquer, comme dernière tentative, le drainage du liquide céphalo-rachidien du crâne. Anesthésie chloroformique peu profonde. Ayant mis à nu l'écaille du temporal, on y pratique aisément avec la gouge une petite ouverture et par là à l'aide de la pince de Lüer on abat rapidement l'écaille elle-même au-dessus du conduit auditif externe et de l'antre, sur une surface de la dimension d'une pièce de cinq francs. La dure-mère est manifestement tendue. On l'incise au bistouri sur une petite étendue; l'ouverture est agrandie crucialement à l'aide d'un petit bistouri boutonné. Malgré qu'en incisant on ait essayé d'éviter les vaisseaux de la dure-mère, on tombe sur une grosse veine dilatée de la pie-mère ; il se produit ainsi une sérieuse hémorragie veineuse qu'on arrête par la suture aidée de la compression.

Une quantité assez grande d'un liquide citrin sort par l'incision de la dure-mère ; la substance cérébrale fait hernie à travers la brèche. Tamponnement à plat avec de la gaze stérilisée. On a soin de bien séparer le pansement du cerveau de celui de la cavité mastoïdienne; cela est rendu facile parce qu'on a respecté le *tegmen tympani* et le *tegmen antri*.

6 novembre. État général assez bon, bien que la température reste toujours élevée. La petite malade peut être transportée dans la salle d'opérations pour le pansement de la brèche mastoïdienne. Le pansement est abondamment imbibé de liquide cérébro-spinal rouge. On ne touche pas aux tampons placés sur la substance cérébrale. L'os de la mastoïde est toujours noirâtre et couvert d'un peu de sécrétion fétide et desséchée.

On fait les pansements en imbibant les tampons de lysol et de solution phéniquée. Ladiarrhée est survenue. Cris hydrencéphaliques toute la nuit. Le matin du 7 novembre, la malade est dans le coma absolu; elle se plaint seulement quand on la touche. Elle gît inerte sur son lit, les yeux à demi-clos. Quand enfin on lui soulève les paupières, on constate un nystagmus horizontal lent avec courts déplacements des globes. Inégalité pupillaire ; la pupille droite plus resserrée que la gauche. La paralysie faciale gauche complète a fait son apparition. Les pupilles réagissent à la lumière. Il n'y a pas de signe de Kernig et la nuque n'est plus raide. Pouls très accéléré. La malade meurt le 7 à 9 heures 1/2 du matin.

Autopsie. — (8 novembre ; 25 heures après la mort).

Le pansement est imbibé de sérosité ; le cerveau, dans la partie mise à nu est en bouillie et de couleur noire. Dure-mère tendue, circonvolutions aplaties. Les espaces sous-dure-mériens sont infiltrés de liquide séreux, citrin. Le lobe temporo-sphénoïdal droit dans sa portion externe et inférieure est en bouillie avec ramollissement aigu et petites hémorrhagies sans pus véritable.

L'examen du reste du cerveau et du cervelet est négatif, sauf la coloration ardoisée des gros ganglions de la base à droite ; c'est un phénomène d'imbibition.

Sinus latéral gauche contient un caillot frais de cruor ; sinus longitudinal vide en grande partie. Un thrombus purulent occupe surtout la région du coude du sinus latéral droit, et se continue avec le thrombus fibrineux solide, vers le pressoir d'Hérophile. Sinus pétreux supérieur vide. Par contre, il y a du pus dans le sinus pétreux inférieur droit, où l'on rencontre un thrombus purulent en train de se désagréger. Au cou, la jugulaire est épaissie et adhère aux autres éléments du paquet vasculo-nerveux ; les ganglions voisins ont augmenté de volume ; dans sa partie moyenne et inférieure, la jugulaire est remplie par un thrombus de cruor, et par du sang liquide. On fait des cultures avec le liquide céphalo-rachidien recueilli dans les fosses cérébrales postérieures après ablation du cerveau ; on en fait aussi avec le thrombus purulent qui occupe la courbure du sinus latéral droit. On place la jugulaire dans une éprouvette stérilisée.

Examen du temporal. En poursuivant l'examen du sinus latéral, on trouve un thrombus purulent dans le bulbe de la jugulaire, qui se continue aussi dans le sinus pétreux inférieur. Le sillon transverse a été détruit en grande partie dans l'intervention ; l'examen du conduit auditif interne, des nerfs qu'il renferme et du sac endolymphatique est négatif. De même, on ne voit pas de carie sur le *tegmen tympani* et d'une façon générale à la surface crânienne du rocher. Dans la caisse et dans l'antre, on remarque la brèche opératoire avec les parois noirâtres et jaunâtres imbibées de pus. L'os est normal sur la paroi interne de l'antre au niveau du canal semi-circulaire externe et du facial. Juste en avant du facial, toute la paroi osseuse du labyrinthe est couverte par une sorte de membrane couverte d'épiderme dans sa partie postérieure et de granulations à sa partie antérieure. Après avoir détaché la dure-mère, ouvert le canal semi-circulaire supérieur vertical et une partie de la paroi supérieure du conduit auditif interne, le temporal est fixé dans le liquide de Müller-formaline. L'examen histologique (Dr Bruzzone) fait reconnaître l'intégrité du labyrinthe.

Remarques. — Les graves lésions de nature infectieuse et nécrotique du temporal font penser qu'il s'est agi d'une infection hématique généralisée et l'on peut croire aussi que la thrombose infectieuse trouvée à l'autopsie dans le sinus latéral et dans les autres sinus s'est produite rapidement dans les derniers jours de la vie, de même que s'est aussi produit le ramollissement aigu de la partie du cerveau mise à nu à l'opération.

B. — Cas à marche lente et rémittente. — Une seconde catégorie de cas de pyolabyrinthite à terminaison fatale est caractérisée par la marche particulièrement lente et franchement rémittente. Une fois qu'au milieu de violents phénomènes de réaction, la pénétration du pus de la caisse s'est effectuée dans le labyrinthe, ces phénomènes vont en s'atténuant graduellement et on pourrait espérer, comme dans les cas décrits dans le groupe I, une guérison définitive ; alors que, sans cause apparente et malgré le traitement énergique mis en œuvre contre l'affection auriculaire, survient une aggravation inopinée, suivie d'une nouvelle période de bien-être relatif ; ces alternatives d'aggravation et d'amélioration peuvent se reproduire plusieurs fois jusqu'à ce qu'enfin éclatent des symptômes d'une lepto-méningite rapidement mortelle.

Il est nécessaire d'insister sur le bien-être que peuvent éprouver ces malades dans les périodes souvent longues de rémission ; ce bien-être est vraiment fallacieux : les malades, débarrassés des souffrances angoissantes supportées depuis le début insistent pour cesser tout traitement et pour reprendre leur travail. Le clinicien qui se laisse tromper par ces séduisantes apparences s'expose souvent à des événements douloureux et inattendus. Heureusement que dans ces cas, même dans les périodes d'euphorie apparente, il persiste des symptômes dont il faut toujours rechercher l'existence et qui font soupçonner une complication méningitique déjà en marche bien qu'elle soit presque latente.

Parmi ces symptômes, les plus important est, sans nul doute, la fièvre. Elle est le plus souvent légère ; elle n'est ni accompagnée, ni précédée de frissons ou de malaise notable ; il faut donc la rechercher par l'emploi méthodique du thermomètre. L'élévation de température a lieu le plus souvent le soir et n'atteint pas fréquemment 38° ; le matin la température axillaire est de 37° 2 ou 37° 3. Comme nous l'avons vu, la fièvre ne se montre pas dans les affections suppurées chroniques, non exacerbées, de l'oreille moyenne et on peut admettre aussi que les suppurations labyrinthiques ne provoquent pas la fièvre par elles-mêmes ; il est très probable que la légère augmentation de température qu'on trouve d'une manière prolongée dans cette catégorie de malades, doit être mise en rapport avec les complications méningitiques latentes qui se développent lentement. Cette opinion est corroborée par le fait que, souvent, dans le cas où la leptoméningite terminale franche a amené la mort en quelques heures ou quelques jours, on trouve sur la table d'autopsie des altérations des méninges que leur aspect doit faire considérer comme étant de date ancienne.

Après la fièvre un autre symptôme qui, chez ces malades, doit nous faire craindre qu'une complication méningitique est en train de se préparer, c'est la persistance de douleurs dans l'oreille et à la moitié correspondante de la tête ; douleurs qui ne sont justifiées ni par l'état de l'oreille malade ni par celui des plaies opératoires. Ces douleurs s'atténuent grandement pendant les périodes d'euphorie relative, mais ne disparaissent jamais complètement, surtout pendant la nuit. Ce tableau symptomatique est encore aggravé par l'existence éventuelle de la papillite optique.

Inversement les phénomènes d'irritation du labyrinthe, ceux surtout qui frappent le labyrinthe non acoustique, bien que impressionnant les profanes par leur nature même, ne doivent pas être considérés en eux-mêmes comme étant des signes graves ; nous avons vu que ce groupe de symptômes se rencontre non seulement dans les suppurations du labyrinthe sans complication mais aussi et parfois avec une intensité particulière dans les états d'excitation pure du labyrinthe consécutifs aux suppurations de la caisse.

La possibilité de l'existence de périodes, prolongées quelquefois pendant des semaines et des mois, d'un bien-être plus ou moins complet chez les malades atteints de pyolabyrinthite et chez lesquels se prépare de façon sournoise l'explosion de la complication lepto-méningitique mortelle, cette possibilité, dis-je, doit nous faire toujours regarder comme gravement malade tout individu porteur d'une pyo-labyrinthite et doit nous faire rechercher avec soin tout indice révélateur d'une complication endo-cranienne éventuellement latente. Cette recherche attentive pourra sauver de nombreuses victimes. Quand nous ne pourrons persuader le malade de demeurer à l'hôpital, sans travailler, nous devrons, tout au moins l'examiner fréquemment et être prêts à intervenir quand son état fera mine de s'aggraver.

A côté de ces cas dans lesquels les symptômes de pyo-labyrinthite et les symptômes endocrâniens montrent une marche nettement rémittente, il en est d'autres dans lesquels la marche de l'affection est lente sans qu'il y ait de véritables périodes d'aggravation et de rémission. Il sera utile de citer ici quelques exemples typiques des groupes dont venons de faire mention.

Otite moyenne purulente chronique négligée à gauche. Nystagmus et diplopie. A l'opération, érosion du canal semi-circulaire horizontal externe. Explosion tardive d'une méningite purulente diffuse causant la mort au quatrième jour.

Eugénie D., 22 ans, domestique. Rien de particulier à signaler au point de vue de l'hérédité. Fièvre typhoïde dans l'enfance. Elle entre à la clinique le 14 juin 1905.

Bien que la malade ne s'en souvienne pas, il semble qu'elle ait eu une otite moyenne suppurée bilatérale, pendant son enfance ; depuis deux mois sont survenues des douleurs à l'oreille gauche avec augmentation de la sécrétion. Les douleurs envahissent maintenant la moitié correspondante de la tête ; pas de vertiges. Il y a deux jours, elle eut une crise de vomissements qui se sont renouvelés ce matin.

L'état général semble bon ; les mouvements de la tête sont libres. Ecoulement purulent abondant par le conduit auditif externe qui est très sténosé dans sa partie profonde ; les parties molles rétro-auriculaires ne sont pas altérées ; elles sont cependant douloureuses à la pression, surtout au niveau du sommet de l'apophyse. Légère contracture du sterno-cléïdo-mastoïdien gauche. La voix chuchotée n'est pas perçue. Quand le regard est dirigé à droite et en haut, la malade accuse de la diplopie, mais cependant pas de façon constante. Elle est comme hébétée dans ses réponses. A droite, oreille que la malade affirme être saine, le conduit est plein de masses épidermiques mêlés à du pus ; après leur ablation, on constate de ce côté aussi les signes d'une otite chronique suppurée. Voix chuchotée à droite : 0,30 centimètres. Température vespérale : 37° 3.

16 juin. Les troubles ont augmenté considérablement. Ces deux jours, il y a eu des vomissements survenant surtout après les repas. *Nystagmus horizontal manifeste quand le regard est dirigé à droite.* Le mouvement n'est pas purement horizontal, il est en même temps rotatoire ; le globe oculaire a des secousses rotatoires synchrones aux mouvements horizontaux et en sens inverse du mouvement des aiguilles d'une montre. La station debout est très difficile, même les yeux ouverts ; il y a tendance à tomber à gauche (côté atteint). Réflexes rotuliens normaux ; fond de l'œil : normal.

17 juin. Opération. Anesthésie au chloroforme. Parties molles normales ; cellules mastoïdiennes conservées contenant du pus. L'antre, de dimensions moyennes, contient aussi du pus et des granulations ; la paroi postérieure du conduit auditif externe a été détruite par la carie dans sa partie profonde. Exentération typique : on enlève de la caisse des granulations fibreuses, le marteau carié ; on note une fistule, de couleur noirâtre, du canal semi-circulaire horizontal externe et on enlève avec soin les granulations au niveau de cette fistule ; ni le sinus, ni la dure-mère ne sont à nu.

Ablation de la paroi postérieure du conduit membraneux ; la brèche rétro-auriculaire est laissée ouverte. Température vespérale 37° 1.

18 juin. La malade a bien reposé pendant la nuit ; les douleurs ont cessé. Il n'y a pas de paralysie faciale ; seulement le sillon naso-labial de gauche est un peu moins marqué que celui de droite. Le nystagmus est encore bien manifeste dans la direction extrême du regard vers la droite, presque exclusivement en sens horizontal ; il n'y a pas du tout de nystagmus quand le regard est dirigé à gauche ou est au repos ; il survient un léger nystagmus quand le regard est tourné directement en haut. Pour la vision directe et pour un point de fixation voisin, il y a une insuffisance manifeste des deux droits internes avec diplopie ; la malade accuse de la diplopie quand elle regarde en haut et à droite, mais cela n'est pas constant ; il en est de même quand elle regarde à gauche. Il ne reste plus trace du nystagmus rotatoire sauf quand la malade dirige ses regards vers le haut.

Les jours suivants, la température reste constamment au dessus de 37°, vers le soir, elle atteint 37° 7, 37° 5.

21 juin. Plaie avec pus abondant et fétide.

Examen des yeux (Prof. Reymond). Légère diminution de l'acuité visuelle ; bords de la papille mal délimités ; légère parésie des droits internes qui provoque la diplopie pour le déplacement maximum aussi bien à droite qu'à gauche et en haut.

3 juillet. Les jours suivants, la plaie alla en s'améliorant ; le pus et la fétidité diminuent. Depuis la veille seulement, douleurs au front et à la nuque. Constipation depuis quatre jours.

4 juillet. La sensation de malaise persiste ; plaie à granulations atones. Nystagmus plus accentué que les jours précédents.

5 juillet. La température est montée brusquement à 40° ; vomissements, raideur de la nuque. A deux heures de la nuit, température de 41°. Aggravation ; signe de Kernig. Réflexes rotuliens très vifs ; la trépidation du pied manque ; constipation ; douleurs au front et à la nuque. Pupilles égales, à réaction paresseuse.

La ponction lombaire donne issue seulement à trois ou quatre centicubes d'un liquide trouble. La température reste toujours élevée, aux environs de 40°, 41°.

7 juillet. Les phénomènes sus-indiqués persistent. Vomissements. Quatre évacuations alvines à la suite de lavement.

8 juillet. Le nystagmus est très atténué, on peut dire qu'il est presque disparu. Pupilles un peu dilatées. Rigidité absolue de la nuque. Quelques vésicules d'herpès sur la lèvre inférieure. La malade ne semble pas comprendre ce qu'on lui dit : l'ayant invitée à tirer la langue, elle n'obéit que lorsqu'on lui fait voir comment il faut faire. La ponction lombaire ne donne pas issue à du liquide. La nuit suivante : délire ; la malade veut quitter le lit. Plus tard, la pupille droite devient plus grande que la gauche. Pouls : 120.

10 juillet. Pupille droite beaucoup plus grande que la gauche. Conjonctive bulbaire gauche injectée, la cornée se desquame. Il n'y a pas de parésie faciale notable. Parésie faciale manifeste à gauche dans les mouvements mimiqués et dans les mouvements douloureux de la tête. La malade pousse des lamentations continuelles qui ne sont pas des cris. Mort.

Autopsie, le 11 juillet.

On trouve une méningite purulente diffuse surtout à la base. Collection purulente vers la circonvolution sylvienne de droite. Il n'y a presque pas d'exsudat à la voûte. Ventricules latéraux un peu dilatés par du liquide non purulent. Les sinus de la dure-mère sont perméables.

Rate turgescente ; reins en partie désagrégés, augmentés de volume, œdème pulmonaire bilatéral. Quelques adhérences pleurales à gauche. A l'examen du temporal, on ne trouve pas de lésions de la surface de l'os. La paroi vestibulaire de la caisse ne permet pas de reconnaître aucune trace de sa structure normale. La caisse elle-même est diminuée d'amplitude par une couche de granulations.

Remarques. — Le cas est remarquable par l'apparition du nystagmus à une période très précoce alors que rien ne pouvait faire soupçonner le développement de la grave affection. A ce symptôme correspond l'existence, constatée à l'opération, de l'érosion du canal semi-circulaire externe. Les phénomènes oculaires furent également dignes de remarque à cause de l'existence de la diplopie. Il faut aussi signaler la disparition du nystagmus à une période avancée de la maladie. Les légères élévations de température surtout le soir dépendent probablement de l'établissement lent des lésions méningées qui éclatèrent subitement avec une température très élevée, seulement quatre jours avant la mort ; ces élévations furent, dans le cas présent, un signe précoce de la gravité de l'affection.

Otite moyenne suppurée chronique à gauche. Nécrose du labyrinthe. Lepto-méningite à marche lente et rémittente.

Antoine B., cordonnier, 54 ans. Rien de remarquable dans les commémoratifs les plus anciens. Il y a 10 ans environ qu'il eut une otite aiguë à gauche qui s'aggrava au point de le faire venir à notre consultation où l'on diagnostiqua une mastoïdite aiguë. Une opération fut conseillée. Le malade ne voulut pas s'y soumettre ; les phénomènes aigus disparurent, mais l'otorrhée persista. A partir de ce moment il n'eut pas de douleurs particulières, sauf qu'il était pris de vertiges quand il se levait après être resté longtemps assis devant son établi. Il vient à la clinique le 26 janvier 1903 en racontant que depuis un mois environ une vive douleur était survenue à l'oreille gauche (oreille malade) avec fièvre fréquente apparaissant vers le soir et précédée de frissons. La douleur d'oreille s'irradiait aux régions mastoïdienne, frontale et pariétale et était accompagnée de vertiges tels, que le malade ne peut se tenir debout et avait tendance à tomber à droite (côté sain).

Aux vertiges étaient venus bientôt s'ajouter les nausées et les vomissements et l'écoulement purulent et très fétide de l'oreille avait augmenté. Il ne peut reposer pendant la nuit.

A son entrée à la clinique, on constate la présence de pus teinté de sang dans le conduit gauche ; ce dernier est large et semble occupé dans sa partie profonde par un polype noirâtre volumineux ; pas d'altérations notables de la mastoïde ; seule la région de l'émissaire mastoïdienne est un peu douloureuse à la pression. Parésie du facial gauche ; les mouvements de la tête s'effectuent librement ; examen opthalmoscopique négatif. Le diapason vertex est localisé à droite (côté sain). Schwabach diminué ; il n'y a pas de perception acoustique à gauche.

Le malade présente un léger degré de strabisme divergent d'ancienne date.

Il peut rester debout, les pieds joints, même avec les yeux fermés, mais il titube ; la station sur un pied, même avec les yeux ouverts, n'est pas possible. Pharyngite chronique. Le malade accuse des troubles variés ; il est agité, souffre d'insomnie, se plaint d'une sensation douloureuse de tiraillement à la moitié gauche du cou ; on ne parvient pas à constater du nystagmus spontané même pour les directions extrêmes du regard. Après ablation des granulations polypoïdes du conduit, on note sur la paroi labyrinthique de la caisse, car le tympan est presque totalement détruit, une couche de granulations dans laquelle le stylet s'enfonce à une faible profondeur.

1er mars. Grâce à un traitement convenable des lésions de l'oreille (lavages antiseptiques, pansements, ablation et destruction des granulations, etc.) l'état du malade est tellement amélioré qu'il demande et obtient de pouvoir quitter la clinique. Les troubles de l'équilibre sont très atténués ; la parésie faciale à peine appréciable ; les douleurs ont disparu.

Il sort le 27 mars 1905.

15 mai 1905. Le malade est de nouveau admis à la clinique. Dans la période écoulée depuis sa sortie, il est venu souvent à la consultation pour se faire examiner. Maintenant, les douleurs ont reparu depuis quelques jours, le pus est devenu abondant et sanguinolent ; la caisse est derechef occupée par des granulations. Pas d'altérations de la région mastoïdienne. Examen ophthalmoscopique toujours négatif ; les troubles de l'équilibre se sont aggravés.

20 mai. Hier il y eut une élévation thermique inattendue (jusqu'à 39°). L'état n'a pas changé ; la fièvre persiste encore les jours suivants de telle sorte que le 22 mai on se décide à intervenir.

La mastoïde est éburnée, l'antre profond, petit, avec quelques granulations. La caisse est, par contre, remplie de granulations, de masses cholestéatomateuses et de pus concrété. On enlève avec beaucoup de soins de propreté les granulations et on retire quelques fragments nécrosés du limaçon. La paroi labyrinthique de la caisse est détruite ; le stylet s'enfonce dans le labyrinthe sur une profondeur d'à peu près deux centimètres.

24 mai. Le lendemain de l'opération, la fièvre arrive à 40° ; céphalée et vomissements. Le signe de Kernig est manifeste ; raideur de la nuque : les masses musculaires sont douloureuses. Pas de nystagmus ; les réflexes rotuliens et cutanés ne sont pas exagérés. Les pupilles réagissent bien.

25 mai. La ponction de Quincke ne fait pas sortir de liquide.

27 mai. L'état général reste grave et les symptômes de méningite persistent. Le malade se plaint surtout de douleurs à la nuque s'irradiant jusqu'aux épaules. Pas de dermographisme. Les pansements quotidiens nous font voir que la plaie a un bon aspect.

30 mai. État toujours très grave. Tremblement de tout le corps. Dans l'après-midi, le malade est tellement agité qu'il est nécessaire de le maintenir sur son lit.

Mort, le 31 mai, à 4 heures du matin.

Autopsie. 1er juin 1905. Lepto-méningite diffuse surtout à la base. Le pus s'étend sur la voûte à gauche au niveau du lobe temporo-sphénoïdal ; les ventricules latéraux très vastes contiennent du liquide trouble. La substance nerveuse est congestionnée. Rien de remarquable aux autres organes.

Remarques. — Ce cas est un exemple typique de la lenteur extraordinaire avec laquelle peuvent marcher les processus de suppuration du labyrinthe, et du danger que peut offrir l'abstention dans les mastoïdites aiguës.

Il est indubitable que si, dix ans auparavant, le malade avait accepté l'opération qu'on lui proposait au stade aigu de son otite, la complication labyrinthique, qui se développa ensuite lentement, aurait été évitée. Il est très probable que les lésions labyrinthiques avaient déjà débuté quelques années avant l'époque où le malade fut admis à la Clinique et les vertiges dont il souffrait dépendent de ces lésions.

Malgré que l'affection auriculaire se fut aggravée en janvier 1905, à cause de la négligence complète du malade, en prenant les caractères d'extension aiguë du processus labyrinthique, nous voyons qu'un traitement conservateur bien conduit, non seulement put arrêter les progrès de la maladie, mais même amener une amélioration telle que le malade, se croyant guéri, voulut, à l'encontre de nos conseils, abandonner le traitement. Quand il redemanda à entrer à la Clinique, la méningite était déjà en train, comme le témoigne l'élévation inattendue de la température trois jours avant l'opération. L'ouverture large du foyer purulent auriculaire, l'ablation de fragments nécrosés du labyrinthe ne purent plus arrêter la marche ultérieure de la lepto-méningite purulente. Celle-ci, comme tout le processus pathologique en général, eut une marche relativement lente, car

— 146 —

s'étant manifestée le 19 comme nous l'avons dit, elle n'amena la mort que le 31 du même mois, c'est-à-dire au bout de 12 jours.

Signalons aussi, dans ce cas, l'absence du nystagmus, laquelle doit, sans doute, être attribuée au fait que lorsque le malade entra, pour la première fois, à la clinique, les lésions labyrinthiques étaient tellement avancées qu'elles avaient causé la destruction de l'appareil ampullaire. Le résultat de l'examen fonctionnel de l'audition parle aussi dans ce sens. Les troubles de l'équilibre dépendaient alors de l'abolition fonctionnelle du labyrinthe non acoustique ; le vomissement dépendait des lésions méningitiques qui commençaient.

Otite moyenne suppurée chronique gauche. Pyo-labyrinthite ; lepto-méningite à marche rémittente. Abcès du cervelet.

Ernestine F. 24 ans. Le père de la malade est atteint d'otorrhée. Chez la patiente, l'otite purulente gauche date de 8 ans et fut complètement négligée. Le 8 décembre 1902 apparurent des douleurs d'oreille qui devinrent bientôt si fortes qu'elles empêchèrent la malade de dormir. A cette époque, elle eut quelques vomissements qu'elle attribua à des troubles gastriques ; les douleurs persistant, elle entre à la clinique le 23 décembre 1902.

Du conduit gauche, au milieu du pus, un gros polype fait saillie. Les téguments de la mastoïde, surtout au niveau de l'antre, sont légèrement rouges et œdématiés. Parésie du facial gauche, marquée surtout pour les rameaux labiaux. Double papillite optique. La malade a l'air de beaucoup souffrir. A gauche, l'ouïe est presque complètement abolie, bien que la malade semble percevoir quelques paroles chuchotées à côté d'elle. La température, à certaines heures de la journée, dépasse 39°.

24 décembre. Opération radicale sur l'oreille moyenne. Mastoïde éburnée : pas de lésion appréciable de l'antre et des cellules périantrales. La caisse est, au contraire, pleine de masses cholestéatomateuses et de granulations qui se continuent par la masse polypoïde déjà signalée. On ne trouve pas de trace des osselets. A la partie inférieure de la paroi labyrinthique, le stylet ne sent pas la résistance de l'os normal. La dure-mère de la fosse cérébrale moyenne, mise à nu sur un petit trajet, a l'air normale. La paroi du sinus ne présente pas non plus aucune altération. Après autoplastie du conduit, on laisse la plaie mastoïdienne ouverte.

26 décembre. La fièvre persiste quoique moins forte. Céphalée.

30 décembre. Les pansements de la plaie sont renouvelés tous les jours.

31 décembre. Apyrexie.

24 janvier 1903. La plaie a pris un bon aspect ; seulement sur la paroi labyrinthique il reste un amas de granulations qui n'a aucune tendance à disparaître malgré des ablations et des cautérisations répétées. Dans l'après-midi, la malade éprouve une sensation de froid et de la céphalée ; la température monte à 38° 6. *26 janvier*. La fièvre a reparu et la céphalée s'est aggravée, surtout à la région occipitale. Grâce à l'administration de remèdes antinévralgiques, la céphalée disparaît le soir presque complètement.

27 janvier. Il persiste une céphalée intense qui a torturé la malade toute la nuit. Aujourd'hui, elle se plaint aussi de douleurs au sacrum. Pupilles dilatées, égales, réagissant ; pas de raideur de la nuque, nystagmus horizontal pour la direction extrême du regard des deux côtés.

29 janvier. Les douleurs ont persisté la veille ; aujourd'hui, bien-être.

31 janvier. Urines chargées d'urates ; pas d'albumine, ni de sucre.

12 février. Après une période de bien-être, la céphalée a reparu ce soir ; constipation depuis trois jours. Exsudation abondante par la plaie. Température 38°4.

14 février. La céphalée est devenue très intense et arrache à la malade des cris continuels. *16 février*. Les douleurs ne se calment même pas sous l'influence de la morphine. Nystagmus. La malade tient les yeux demi-clos à cause de la photophobie.

18 février. On pratique une nouvelle opération. On abat l'écaille du temporal et le *tegmen antri*. Au niveau de celle-ci et un peu en arrière, on découvre une perforation de la dure-mère par où la substance cérébrale fait hernie ; on ne peut pas cependant dire qu'il s'agit d'un véritable abcès cérébral ; la paroi labyrinthique est cariée.

Légère paraphasie dans l'après-midi du jour de l'opération.

19 février. État de somnolence avec réveils douloureux, cris. Lucidité presque complète. Spasme clonique du facial gauche. Les vomissements sont moins fréquents. Lavements calmants.

20 février. Pansements. Il sort du pus du labyrinthe. De la dure-mère, il sort un peu de substance cérébrale, mais pas de pus.

A 1 heure de l'après-midi du même jour, mort rapide, avec symptômes d'asphyxie, lucidité ; pouls rare.

Autopsie. On trouve les signes d'une lepto-méningite basilaire purulente ; en outre : abcès de l'hémisphère cérébelleux gauche, gros comme une noisette, à contenu verdâtre. Rien à noter à l'examen du temporal, sauf que la paroi vestibulaire a disparu et est remplacée par des granulations dans lesquelles s'enfonce le stylet sans rencontrer l'os. Le temporal est mis de côté pour l'examen histologique.

Remarques. — Ce cas est un autre exemple de la marche rémittente de ces formes de leptoméningite purulente. Quand la malade entra à la clinique, le 23 décembre 1902, il fallait admettre l'existence de lésions méningitiques (à cause des douleurs, de la température élevée et de la papillite). A partir de ce moment-là, la paralysie faciale rendait très probable l'existence d'une participation du labyrinthe au processus pathologique de suppuration de la caisse.

L'opération radicale sur l'oreille moyenne et le traitement consécutif firent disparaître, en une semaine environ, tous les symptômes menaçants et le bien-être se maintint pendant trois autres semaines. Il est douteux, mais cependant on ne peut pas éliminer cette possibilité, que la réapparition des phénomènes de réaction ait été déterminée alors par le traitement trop énergique des granulations qui pullulaient hors du labyrinthe. De toute façon, cette seconde exacerbation disparut au bout de cinq jours à peu près, pour être remplacée par une deuxième période d'apyrexie et de bien-être. L'aggravation reparut au bout d'environ quinze jours et cette fois la mort survint rapidement en 8 jours. A l'autopsie, en plus de la leptoméningite purulente, on trouva un abcès du cervelet de petite dimension qui était resté complètement latent.

L'infection du cervelet et des méninges suivit la voie de l'oreille interne.

Habituellement, la pyo-labyrinthite qui se développe chez des individus atteints de tuberculose suit une marche particulièrement lente, uniforme, souvent sans symptômes graves de réaction labyrinthique, soit que la mort arrive par propagation aux méninges du processus de suppuration du labyrinthe, soit par progrès des lésions tuberculeuses, surtout pulmonaires et laryngées, et dans ce dernier cas, la pyo-labyrinthite est découverte accessoirement, pour ainsi dire, à l'autopsie.

Nous rapporterons un exemple de chacune de ces deux modalités.

Pyo-labyrinthe et séquestre du labyrinthe chez une tuberculeuse. Leptoméningite à marche lente.

Thérèse B. Q. 34 ans.

Il faut noter que sur les 11 frères ou sœurs de la malade, 9 moururent peu de temps (de quelques jours à 6 mois), après leur naissance. Il y a deux ans, elle eut une pleurésie à gauche. Elle est mariée et a trois enfants vivants et en bonne santé.

En janvier 1901, otite aiguë à gauche accompagnée de douleurs très intenses. Depuis quelques mois, elle vient, mais très irrégulièrement, à la consultation de la clinique. L'otite persiste malgré tous les traitements. Quinze jours avant son entrée à la clinique qui eut lieu le 29 septembre 1901, il y eut élimination, par le conduit, d'un séquestre que la malade décrivit comme ayant une longueur d'à peu près un centimètre. Il est probable que ce séquestre venait de la paroi vestibulaire de la caisse parce que les examens otoscopiques faits quelques jours avant l'élimination, avaient permis de reconnaître une mobilité particulière du tissu osseux au fond du conduit. Depuis 8 jours paralysie faciale à gauche ; tuméfaction et rougeur de la mastoïde.

29 septembre 1901. La malade a l'air d'être gravement atteinte : elle est fébricitante ; langue chargée, haleine fétide, otorrhée abondante à gauche. Paralysie faciale à gauche ; pupilles dilatées, réagissant lentement à la lumière et à l'accommodation. On soumet la malade peu intelligente, à un interrogatoire et on peut établir que les symptômes de réaction labyrinthique durent depuis deux mois environ. Il y a eu, en effet, des vomissements que la malade attribue au fait d'avoir le cœur soulevé par le pus descendant dans la gorge ; en outre : vertiges, d'abord légers et rares, mais qui ont augmenté peu à peu de fréquence et d'intensité et sont accompagnés de nausées. Céphalée intense à gauche. Anorexie.

Le soir du jour de l'entrée, la température monte à 39°1. Vomissements opiniâtres empêchant toute alimentation.

L'examen de l'ouïe montre qu'il n'y a aucune perception acoustique à gauche, tandis que l'oreille droite est normale. Le diapason-vertex n'est pas cependant latéralisé.

3 octobre. Nuits sans sommeil, la malade est très faible ; pus très abondant dans le conduit, à tel point qu'on change le pansement deux fois par jour.

L'examen des poumons révèle des lésions tuberculeuses. La toux s'est aggravée. Les lésions existent surtout au sommet droit.

6 octobre. Etant donné l'état de prostration profonde, on fait seulement une incision rétro-auriculaire pour donner issue au pus d'un abcès sous-périosté qui s'est formé à la mastoïde ; on réserve une seconde intervention pour le moment où l'état général sera amélioré. Le pus qui sort est dense, crémeux, très fétide ; l'os est à nu sur toute la face externe de la mastoïde et présente une fistule conduisant dans l'antre. Désinfection et tamponnement.

7 octobre. État un peu meilleur. Les tampons de la plaie sont imbibés d'un pus noirâtre très abondant.

13 octobre. Malgré la persistance des douleurs et l'insomnie, l'état général s'est amélioré. Cependant il y a toujours une extrême faiblesse.

14 octobre. La malade eut ce matin une syncope ; mais elle revint vite à elle ; pour la première fois, elle se plaint d'une légère sensation de raideur à la nuque.

15 octobre. On procède à l'opération radicale sur l'oreille moyenne. Fistule au niveau de l'antre au voisinage de la paroi postérieure du conduit. La mastoïde, la caisse, le conduit sont en proie à un processus de carie et contiennent du pus, des granulations fibreuses et du cholestéatome. On enlève de la caisse des petits séquestres provenant du conduit et du labyrinthe. Anesthésie chloroformique peu profonde, caractérisée cependant par une vive phase d'excitation. Injection de caféine après l'opération. Le pouls est petit et très fréquent.

16 octobre. Vives douleurs ; il persiste une légère rigidité de la nuque ; la malade est un peu hébétée.

17 octobre. Au premier pansement, on découvre du pus venant du labyrinthe.

20 octobre. On fait des pansements quotidiens. La température est encore élevée, mais la malade affirme se sentir mieux. Après administration de quinine, l'état général s'améliore jusqu'au 24 octobre.

25 octobre. La rigidité de la nuque a augmenté ; obnubilation de la conscience, quelques mouvements convulsifs des mains.

26 octobre. La malade est dans le coma depuis ce matin ; vers 9 heures elle eut une crise de convulsions intéressant la moitié gauche du corps ; cette crise se renouvelle plusieurs fois dans la matinée. Vers midi, cyanose de la face ; incontinence des matières fécales, gros râles trachéaux ; contractures fibrillaires de la moitié droite de l'orbiculaire des lèvres. Respiration très fréquente. Pouls 120 à 150. Réflexe cornéen presque entièrement aboli à droite.

Mort à 3 heures 1/2 du matin le 27 octobre.

Autopsie (28 octobre). Méningo-encéphalite purulente limitée au lobe temporo-sphénoïdal et au lobe occipital de gauche. Carie complète du rocher à gauche. Rien dans l'épaisseur de l'encéphale.

Poumons. Adhérence presque complète de la plèvre viscérale à la plèvre pariétale à gauche. A gauche quelques nodules tuberculeux calcifiés et cavernes au sommet.

Remarques. — La nature tuberculeuse de la pyo-labyrinthite dans ce cas est démontrée par la coexistence de graves lésions pulmonaires ; malgré un traitement continuel et des interventions prudentes et rationnelles, malgré l'élimination des séquestres, on ne put empêcher la propagation lente du processus morbide à la cavité crânienne. Il faut noter la limitation des lésions purulentes des méninges à la partie gauche de la base du crâne, correspondant au rocher atteint de carie.

Otite moyenne suppurée subaiguë à gauche. Pyolabyrinthite. Paralysie faciale. Mort par tuberculose pulmonaire et laryngée.

Joseph M. paysan, 63 ans.

Rien de particulier dans les commémoratifs de date ancienne. A 28 ans, il eut la fièvre typhoïde. Sur 5 enfants, 4 sont morts en bas âge ; le malade est atteint depuis quelque temps de bronchite chronique. Au commencement de janvier 1903, otite aiguë à gauche, qui fut bientôt compliquée de mastoïdite. Cependant les troubles ne furent pas assez considérables pour faire accepter par le malade une intervention opératoire. Il paraît que le 8 juin, il tomba d'une charrette et que le côté gauche de la tête frappa la terre ; quand il arriva chez lui, les membres de sa famille constatèrent l'existence d'une paralysie faciale à gauche ; on ne put cependant établir si cette paralysie était vraiment d'origine traumatique ou plutôt la conséquence de l'affection de l'oreille. Le malade, sentant ses souffrances s'aggraver, entre à notre clinique le 26 novembre 1903.

Dépérissement général ; disparition considérable des masses musculaires ; teint terreux ; toux opiniâtre avec abondante expectoration muco-purulente. Paralysie complète du facial gauche. Démarche titubante. Grave sténose de la partie profonde du conduit osseux causée surtout par la saillie de la paroi postéro-supérieure. Au fond du conduit, on n'aperçoit pas de trace du tympan, mais on voit la paroi labyrinthique granuleuse et couverte d'une abondante sécrétion purulente et fétide. Examen de la région mastoïdienne donne un résultat négatif. Il y a des vertiges qui se manifestent surtout lors des mouvements de la tête. Le malade peut se tenir debout sur les deux pieds ou sur un seul, les yeux fermés, mais ne peut, sans tomber, marcher en avant ou en arrière les yeux fermés. Pas de fièvre.

4 décembre. Le dépérissement est progressif. Le malade se plaint d'une gêne de la déglutition; cependant la motilité du voile du palais n'est pas altérée.

9 décembre. La température s'élève le soir jusqu'à 37°6.

24 décembre. Faiblesse toujours plus grande. Le malade ne peut s'alimenter par la bouche ni par les lavements, car il y a paralysie des sphincters.

L'examen de l'audition démontre une surdité complète à gauche. A droite, il y a aussi une grande diminution de l'ouïe; le chuchotement n'est pas entendu et la voix de la conversation ne l'est que jusqu'à 0,50 centimètres.

26 décembre. Le malade meurt.

28 décembre. Autopsie.

Il n'y a pas de traces visibles de fracture du rocher. Tuberculose pulmonaire chronique avec infiltration des ganglions bronchiques et cervicaux; ulcération et destruction du rebord gauche de l'épiglotte. Infiltration des cordes vocales et des bandes ventriculaires. Pharyngite chronique. Rien aux méninges, ni au cerveau. On ne put pratiquer l'examen du temporal.

Remarques. — Dans ce cas, la mort fut causée par les lésions tuberculeuses des poumons et du larynx. L'invasion du labyrinthe par le pus ne fut qu'un épiphénomène dans la maladie et, comme il arrive ordinairement dans la tuberculose, les graves lésions du temporal s'accompagnèrent de symptômes d'irritation peu manifestes.

C'est non seulement dans la tuberculose, mais aussi dans d'autres maladies infectieuses généralisées et dans les maladies des échanges organiques, que la pyo-labyrinthite et la leptoméningite qui la complique peuvent prendre une marche lente avec symptômes peu manifestes ou tout à fait latents. Je rapporterai ici une observation caractéristique de Scheibe dans un cas de diabète; l'otite moyenne eut une marche tout à fait sournoise et l'invasion du labyrinthe se produisit lentement malgré l'absence de suppuration extérieure de l'oreille.

Observation de Scheibe.

Un avocat, âgé de 56 ans, atteint de diabète et de myocardite, eut une otite moyenne aiguë due à l'influenza ; paracentèse le quatrième jour. Cette intervention dut être renouvelée trois fois en quelques jours parce que l'incision avait tendance à se fermer. Au bout de 15 jours, apparurent de nouveau de fortes douleurs ; frissons et vomissements. Opération sur la mastoïde avec mise à nu du sinus ; nombreuses cellules osseuses contenant peu de pus et de granulations pâles ; abcès périsinusal. Le sinus avait l'aspect normal. Les phénomènes s'amendèrent et déjà au deuxième pansement le tympan était définitivement cicatrisé. L'audition s'améliora de façon notable et au bout de 10 semaines, la brèche osseuse était réparée. Brusquement, au bout de deux nouvelles semaines, le malade est pris de violents vertiges avec nausées et sensations de pulsation dans l'oreille. La température ne dépassait pas 37°,3. Il y avait une région sensible à la pression et située à environ deux centimètres en arrière de la mastoïde ; au tympan, hyperhémie du paquet vasculaire du marteau. Cependant, le phénomène le plus important était une forte diminution de l'audition, de telle sorte que la voix chuchotée n'était entendue qu'à deux centimètres ; au bout d'une semaine la surdité était totale. On porta le diagnostic de pyo-labyrinthite. Trois semaines après l'apparition des vertiges, mort avec phénomènes méningitiques. A l'autopsie : peu de mucus dans l'oreille moyenne ; muqueuse un peu tuméfiée ; le seul fait important était l'existence d'une grosse couche de granulations dans la région de la fenêtre ovale et masquant l'étrier. On ne pouvait découvrir macroscopiquement la voie de propagation du processus à l'oreille interne. A l'examen microscopique, on trouvait dans la paroi labyrinthique des segments de nécrose circonscrite et d'ostéite raréfiante. L'invasion s'était faite en trois endroits : au canal semi-circulaire postérieur, au canal vertical inférieur et à la périphérie du ligament annulaire de l'étrier.

Dans les deux canaux semi-circulaires, la perforation s'était produite par ostéite raréfiante et à la fenêtre ovale par nécrose. Pour les deux canaux, l'ostéite partait d'un foyer de granulations vulgaires de la *pars petrosa*. Dans l'oreille interne, il existait une évidente inflammation purulente et fibrineuse qui atteignait de façon plus intense les canaux semi-circulaires et la circonvolution basilaire du limaçon tandis qu'elle était moins prononcée dans les autres parties du labyrinthe. L'invasion de la cavité crânienne s'était faite par la voie du conduit auditif interne.

L'existence, à côté de la pyo-labyrinthite, d'autres complications graves de l'otite moyenne suppurée n'empêche pas que la marche de l'affection ne puisse être lente et avec de nombreuses rémissions, comme dans le cas suivant.

*Otite moyenne suppurée chronique à gauche. Thrombose infectieuse
du sinus latéral et du bulbe de la jugulaire, abcès cervical profond :
pyo-labyrinthite. Abcès du cerveau. Ouverture de cet abcès. Rémission de tous les symptômes. Mort par récidive de l'abcès du cerveau.*

Jean T. maçon, 24 ans. Mère morte de tuberculose pulmonaire; à
l'âge de 5 ans, le malade eut la rougeole qui provoqua une otite suppurée gauche devenue chronique. L'otite fut complètement négligée
par le malade. On l'admet d'urgence à la clinique le 5 avril 1905,
parce que depuis 8 jours il était survenu de très violentes douleurs
à l'oreille gauche; elles s'irradiaient à la moitié correspondante de
la tête. A son entrée, le malade a l'air gravement atteint; cependant
les pupilles réagissent bien. Pus sortant en abondance de l'oreille;
la mastoïde est légèrement douloureuse à la pression. L'examen des
organes thoraciques donne un résultat négatif. Pas de raideur de la
nuque; pas de signe de Kernig. La pression le long de la colonne
vertébrale ne provoque pas de douleur. Purgatif; vessie de glace
sur la tête. On prend la température toutes les 4 heures. Il y a une
légère papillite optique; pas de nystagm:s.

Le tympan gauche est presque complètement détruit; il ne reste
que des reliquats du manche du marteau; l'on voit des granulations
sur la paroi labyrinthique surtout au voisinage de la fenêtre ronde.
Surdité complète de ce côté. Parésie faciale gauche. Température
élevée (aux environs de 40°).

Le lendemain, on procède à l'évacuation de l'oreille moyenne et
de la mastoïde; périoste très adhérent; os sclérosé. Par le procédé
Zaufal-Stacke on arrive sur un autre petit; épitympan élevé; pas de
trace des osselets; granulations et pus; section simple du conduit.
L'état du temporal ne justifiant pas la gravité de l'état du malade,
on pratique une crâniotomie exploratrice.

Pour ce faire, on prolonge en avant l'incision ordinaire courbe
rétro-auriculaire et à moitié environ de sa partie verticale postérieure, on conduit directement en arrière une autre incision; ligature de la temporale superficielle sectionnée. On abat la région inférieure de l'écaille du temporal sur une hauteur d'environ deux centimètres et demi. La dure-mère apparaît; elle est saine, tendue,
sans pulsation. En arrière, on met à nu le sinus latéral avec la dure-
mère voisine. Le sinus a une couleur jaune-verdâtre, sans qu'il y ait
sur la dure-mère ni pus, ni fausses membranes. Le sinus n'a pas
de battements, mais il semble, grâce au toucher digital, qu'il soit
tendu. Incision de la dure-mère cérébrale, il sort du liquide céphalo-
rachidien en abondance. Le cerveau, d'aspect normal, fait hernie.
On enfonce le bistouri dans la substance cérébrale à une profondeur
d'environ trois centimètres, mais il ne sort pas de pus. On ouvre
alors le sinus latéral, en plaçant préventivement pour l'hémostase
deux tampons de gaze à l'extrémité supérieure et inférieure du segment de sinus mis à nu, entre la paroi externe de celui-ci et l'os. Il
ne sort pas de sang et on retire un caillot rouge non organisé. On

excise avec la pince à dents et les ciseaux la paroi externe du sinus ; même après l'enlèvement des tampons, il ne sort pas de sang. Tamponnement.

6 avril. A la suite de l'intervention, la température qui atteignait 40° s'abaissa et les souffrances du malade diminuèrent. Pas de vomissements, ni de troubles du système nerveux.

Au premier pansement, le troisième jour, la gaze est imbibée de pus très fétide ; le fond de la brèche opératoire ainsi que les parties molles des lambeaux ont pris une couleur gris-noirâtre presque gangreneuse. Seule la dure-mère cérébrale a bon aspect, et il n'y a pas de hernie à travers l'ouverture de la dure-mère. La pression le long du trajet de la jugulaire interne est douloureuse, mais il n'y a pas de tuméfaction des parties molles.

9 avril. A 8 heures du matin, frisson intense ; pansement soigneux de la plaie ; douleurs au cou, le long du paquet vasculo-nerveux ; le frisson se reproduit dans l'après-midi ; la fièvre est toujours élevée ; anorexie. Nuit agitée. Douleurs à la tête, à la nuque et au cou.

11 avril. Fièvre toujours considérable (41°) ; les frissons se renouvellent ; pour modifier la tendance de la plaie à la gangrène, on fait un pansement à l'acide phénique.

12 avril. La fièvre a diminué ; pas de frissons ; les douleurs persistent.

14 avril. Etat amélioré. Fièvre diminuée, pas de frissons.

15 avril. Réapparition d'un frisson intense avec fièvre élevée. Des douleurs s'irradient de la plaie jusqu'au front. La plaie fournit toujours une suppuration abondante, très fétide ; du moignon inférieur du sinus et de la gouttière du sinus à la partie supérieure, il sort du pus fétide.

17 avril. Apyrexie depuis la veille. Cependant les douleurs à la nuque persistent surtout dans les mouvements de rotation de la tête ; parfois aussi, il y en a à la région fronto-temporale. Les tissus gangrenés de la plaie s'éliminent. De la partie inférieure du sinus, il sort toujours du pus abondant et fétide. L'extrémité supérieure du sinus est occupée par un caillot solide ; en l'enlevant avec la pince, on détermine une hémorragie abondante. La parésie du facial persiste.

18 avril. Aujourd'hui de la gouttière du sinus en bas on constate l'issue d'un pus épais, crémeux, abondant. Cette sortie est favorisée par la pression exercée sur le triangle sous-maxillaire. La pression sur la partie élevée de la jugulaire est douloureuse, ainsi que la pression derrière la mastoïde à la région occipitale au-dessous de la ligne courbe supérieure. Nouvelle intervention sous le chloroforme.

On enlève toute la pointe de la mastoïde et on abat la substance osseuse en bas, le long de la gouttière du sinus.

On met à nu la face externe de l'occipital en décollant les muscles sans trouver de pus ou de fistule osseuse. On intervient alors à la partie antérieure, en s'enfonçant le long du rebord postérieur du sterno-cléido-mastoïdien jusqu'à découvrir l'apophyse styloïde et à sentir sous le doigt la résistance des apophyses transverses des premières vertèbres cervicales. Cependant on ne réussit pas à trouver de poche d'abcès et même la pression sur les parties molles ne fait plus sortir de pus. Tamponnement.

19 avril. L'opération a été bien supportée ; cependant la fièvre et les douleurs persistent.

20 avril. Au cours du pansement on essaie de se faire jour dans la direction d'où provient le pus, c'est-à-dire vers le bulbe de la jugulaire.

22 avril. Pus fétide toujours en grande quantité ; à chaque coup de toux, il pénètre dans le pharynx sans qu'on puisse découvrir la perforation.

24 avril. Le pus se fait jour maintenant, non plus au niveau du bulbe de la jugulaire, mais à la partie inférieure de la plaie.

26 avril. Bien que le pus soit toujours très abondant, la plaie présente une bonne granulation et l'état général s'améliore. La fièvre ne dépasse pas maintenant le maximum de 38° ; il n'y a plus de frisson et les mouvements de la tête sont devenus presque complètement libres. Epistaxis dans la nuit.

27 avril. L'état s'aggrave de nouveau. La fièvre arrive à 39°6 sans frisson. Céphalée frontale très intense. L'épistaxis se renouvelle et les vomissements apparaissent. Pouls 90.

29 avril. Les vomissements se sont répétés dans la nuit et le matin : en outre, on note, ce matin, des phénomènes d'amnésie verbale, pour la première fois. Quand on montre au malade, parfaitement conscient, des objets même d'un usage habituel, il ne sait pas en dire le nom tout en faisant signe qu'il les reconnaît. A toutes les questions, il répond uniformément « *và male* » (cela va mal) : il peut compter les doigts de la main, mais avec difficulté. Il sait faire le total de plusieurs doigts, mais, il ne paraît pas se souvenir des nombres au delà de 10 ; il ne se souvient ni de son nom, ni de celui de son pays. Les mouvements de la tête causent de la douleur.

On croit utile d'explorer le lobe temporo-sphénoïdal. Pour cela on introduit une pince de Péan dans la substance cérébrale qui fait hernie à travers la dure-mère déjà incisée à la première opération. Sans avoir à surmonter une résistance marquée, on arrive dans une cavité d'où sort un peu de liquide purulent. Tamponnement. On a l'impression qu'il n'existe pas un abcès véritable, mais seulement un ramollissement nécrotique du lobe temporo-sphénoïdal. La température reste élevée. Pouls 100.

29 avril. Vomissements persistants ; le malade est plus éveillé ; il répond aux questions qu'on lui pose sur son état, il sait dire le nom de la montre qu'on lui présente, mais il ne peut nommer d'autres objets tels que : les clefs, le savon, etc., bien qu'il fasse des efforts visibles pour s'en souvenir. Le nom de l'objet n'est pas rémémoré même en associant à l'impression visuelle, les impressions tactiles, olfactives, acoustiques, gustatives correspondantes.

— 156 —

La sensibilité douloureuse du cou et du paquet vasculo-nerveux a presque complètement disparu; la plaie suppure abondamment. Dans le fond on aperçoit nettement l'usure du canal semi-circulaire externe avec deux petites ouvertures correspondant aux branches de ce canal. Pupille droite un peu plus large que la gauche. Légère parésie de la moitié gauche du voile du palais; la voix est cependant nette. A l'examen ophtalmoscopique, papillite considérable à droite, à gauche l'examen n'est pas possible à cause du trouble de l'épithélium cornéen, conséquence de la paralysie du facial et du défaut d'occlusion de l'œil.

30 avril. La fièvre, diminuée, est à 37° 7 avec 38° comme maximum. Le malade va mieux, mais se plaint toujours de la céphalée frontale ; vomissements dans l'après-midi et dans la nuit ; pas de frisson ; les épistaxis persistent. L'intelligence est toujours éveillée, mais l'amnésie verbale continue. On lui présente des objets d'usage commun, il sait reconnaître l'emploi de quelques-uns d'entre eux et les désigner par une phrase. Par exemple, pour la montre il dit: « Elle sert à pouvoir répondre à ceux qui demandent l'heure. » Si on insiste pour lui faire dire le nom exact, il ne peut y arriver bien qu'il fasse des efforts visibles. Quand on lui souffle le mot *orologio* ou *mostra*, il affirme que c'est une *mostra*, mot patois qu'il emploie [1] ordinairement. Il en est de même pour d'autres objets ; pour quelques-uns, même en entendant le nom, le malade ne reconnaît pas celui-ci comme approprié à l'objet qu'on lui fait voir. Sécrétion toujours très abondante, également pour l'abcès cérébral.

1er mai. Etat très amélioré ; les vomissements ont cessé ; les troubles verbaux sont moins marqués ; il se souvient de son prénom Jean, mais pas de son nom. Il peut lire avec difficulté et paraît bien épeler ; il récite sans peine le début de l'*Ave Maria.*

2 mai. L'abcès cérébral a environ 5 à 6 centimètres de profondeur d'arrière en avant ; drainage soigneux.

5 mai. L'amélioration continue. La température ne dépasse pas 37° 5 ; le pus de l'abcès cérébral a diminué et le trajet de la substance cérébrale a pris une bonne couleur rosée.

15 mai. L'amélioration s'accentue ; la plaie se couvre de granulations et la brèche se rétrécit.

20 mai. La sécrétion a un caractère séro-purulent. La fièvre (38°) a reparu ; on croit pouvoir l'attribuer à des écarts de régime ; purgatifs ; diète lactée.

25 mai. Sécrétion diminuée, séreuse. Bon état général.

31 mai. On cesse tout drainage de l'abcès cérébral qui s'est graduellement refermé ; le reste de la plaie se répare aussi avec une rapidité remarquable. Par contre, il persiste une sécrétion de la caisse dans laquelle les granulations repullulent avec opiniâtreté. L'amnésie verbale continue, de sorte que le malade n'arrive pas à

---

1. *Orologio,* montre, en italien; *mostra,* en patois piémontais.
[Le traducteur.]

prononcer des phrases avec les mots adéquats à l'idée qu'il voudrait exprimer, et il est obligé d'avoir recours à des périphrases. La paralysie complète du facial gauche persiste encore.

24 juin 1905. Pendant toute la période écoulée, il n'y eut rien de remarquable; cependant l'amélioration marche très lentement. La sécrétion vient en abondance de la caisse où les granulations se reproduisent en grande quantité malgré les curettages et les cautérisations.

Depuis deux jours, on a vu reparaître les douleurs vives au front et à la nuque, l'anorexie et le malaise général.

29 juin. Vomissements; céphalée intense; dépérissement.

2 juillet. La raideur de la nuque ayant fait son apparition la veille on fait une ponction lombaire qui donne issue à 20 centicubes environ d'un liquide clair, jaillissant avec force. On explore au bistouri la dure-mère au niveau de l'abcès cérébral sans trouver de pus. Sécrétion fétide et abondante venant de la caisse.

L'examen du liquide rachidien ne montre que de très nombreux leucocytes. Ralentissement du pouls (50). Température maximum 37°,4; rigidité légère de la nuque. Le soir du 3 juillet le malade entre dans le coma et meurt.

Autopsie. — *5 Juillet.* Il existe une vaste poche d'abcès dans la partie postéro-inférieure du lobe temporo-sphénoïdal gauche. Il n'y a pas de membrane pyogène. La dure-mère est adhérente tout autour de la région de la brèche osseuse opératoire.

Les ventricules latéraux contiennent du liquide céphalo-rachidien en petite quantité. Pas de trace de méningite ni à la voûte ni à la base. La jugulaire interne gauche est perméable et on peut la suivre de bas en haut jusque tout près du bulbe; à cet endroit la lumière se perd dans des masses cicatricielles. La jugulaire du côté opposé est normale. Léger œdème pulmonaire bilatéral. Reins congestionnés.

Examen macroscopique du temporal gauche. — Sur l'écaille on note une ouverture irrégulièrement circulaire de trois centimètres environ de diamètre, dont, en quelques endroits, les bords sont formés sur plus d'un demi-centimètre par la dure-mère solidement adhérente au contour osseux. Le bord inférieur de l'ouverture est à peu près à la hauteur du plancher de la fosse cérébrale moyenne et la moitié antérieure de l'ouverture correspond à la partie supérieure du conduit auditif externe. La moitié antérieure de la mastoïde, y compris la pointe, manque et la brèche osseuse opératoire est comblée par du tissu cicatriciel.

Le tissu cicatriciel remplace aussi l'os dans l'intérieur du crâne, sur le prolongement vers le bas et en arrière de la direction du sinus transverse. Le sillon sigmoïde est détruit lui aussi; la partie de l'occipital voisine est de couleur noirâtre, avec sugillations, irrégulière, cariée. Une autre région cariée se trouve à la pointe de la pyramide à la face supérieure, à peu près au niveau du siège du limaçon et du canal carotidien. Là, le tissu spongieux recouvrant la capsule périotique a disparu et on voit que l'os est altéré. Enfin, une troisième région cariée correspond au *tegmen antri* près du *tegmen tympani*; la portion postérieure du *tegmen antri* a été détruite chirurgicalement et est remplacée par du tissu fibreux. Quand on recherche la jugulaire interne à la base du crâne, on ne trouve pas sa lumière, car le vaisseau est englobé et comprimé par du tissu cicatriciel; de même, on ne peut trouver le bulbe de la jugulaire. La carotide interne, au contraire, est normale dans son intérieur.

Examinant la pièce du côté de l'intérieur du crâne, on constata, que le sinus transverse est perméable jusqu'à sa courbure. Là, le calibre va en se rétrécissant rapidement à cause d'un thrombus pariétal organisé et bientôt la lumière du sinus disparaît. Le sinus pétreux supérieur est perméable jusqu'à son abouchement dans le sinus transverse; on ne peut constater de lumière au sinus pétreux inférieur.

La partie postérieure du conduit est détruite : la cavité de l'antre est très rétrécie par des granulations fibreuses. On voit que la caisse est rétrécie également par du tissu cicatriciel et par des granulations. Une bride fibreuse part du bloc osseux du facial et se dirige obliquement en avant et en haut, en adhérant au promontoire, et divise en deux recessus ce qui reste de la cavité de l'oreille moyenne : un recessus inférieur plus petit; un autre, supérieur, un peu plus grand et qui correspondrait à peu près à la région épi-tympanique.

Remarques. — Ce cas que j'ai rapporté avec quelques détails à cause des particularités intéressantes qu'il présente, est un exemple absolument typique de diverses complications qui peuvent se développer à la suite d'une otite chronique suppurée négligée; c'est aussi un exemple de la marche prolongée qu'elles peuvent suivre, de sorte que, grâce à des interventions répétées et des pansements soigneux on peut, à différentes périodes de la maladie, se flatter d'arriver à vaincre la maladie et à obtenir la guérison. Il s'agissait, dans notre cas, de thrombose infectieuse de caractère très grave et nécrotique, du sinus latéral et du bulbe de la jugulaire. La thrombose donna naissance à un vaste abcès profond de la base du crâne ; alors que ces lésions marchaient vers la guérison, il se développa un abcès du lobe temporo-sphénoïdal qui, siégeant à gauche, fut accompagné d'amnésie verbale typique. L'abcès ayant été ouvert et évacué, l'état du malade s'améliora rapidement, encore cette fois. L'infection de la cavité labyrinthique, indiquée par l'érosion et l'ouverture du canal semi-circulaire externe et par la grave paralysie du facial due à la carie de la paroi labyrinthique, semblait elle aussi marcher vers la guérison, lorsque la mort arriva rapidement par récidive de l'abcès cérébral.

Un fait digne de remarque : c'est que, malgré la longue durée
de la maladie et le vaste abcès cérébral qui avait récidivé, on ne
trouva à l'autopsie aucune trace de leptoméningite. Dans ce cas
aussi, la pyo-labyrinthite représenta une lésion accessoire.

Diagnostic différentiel

Quand, au cours d'une otite purulente chronique, apparaissent
brusquement les symptômes labyrinthiques connus, il est à pré-
sumer que l'agent infectieux de l'oreille moyenne a envahi les
cavités de l'oreille interne et qu'une pyo-labyrinthite est en train
de se développer. Il s'agit seulement d'une présomption ; il est
bon, en effet, de se souvenir que les phénomènes graves d'irritation du labyrinthe peuvent être déterminés, ainsi que nous
l'avons vu, même par la simple compression des fenêtres, ovale
ou ronde, exercée par l'exsudat inflammatoire ou plus facilement
encore par les masses cholestéatomateuses rassemblées dans les
cavités de l'oreille moyenne, sans qu'il y ait eu pénétration de
l'agent infectieux dans l'oreille interne. La paracentèse du tympan, s'il s'agit d'un exsudat purulent, ou l'ablation des masses
de cholestéatome, soit par le conduit, soit par une opération
radicale sur l'oreille moyenne, suffisent souvent à amener la disparition graduelle des symptômes labyrinthiques. De même, le
fait de constater à l'opération une érosion ou une fistule du canal
semi-circulaire horizontal externe, ne suffit pas pour établir avec
certitude, dans ces cas, le diagnostic de pyo-labyrinthite, car,
ainsi que le fait remarquer avec raison von Stein, il peut ne
s'agir que de lésions limitées à la capsule périotique et n'intéressant pas le labyrinthite membraneux (para-labyrinthite).

Les symptômes d'abolition fonctionnelle, surtout acoustique,
ont pour le diagnostic une plus grande valeur. Le fait de voir, à
côté de phénomènes d'irritation du labyrinthe non acoustique (vertiges, vomissements, nystagmus, etc.), s'installer une
surdité labyrinthique complète, avec les caractères fonctionnels
déjà décrits par nous, parle en faveur de l'existence d'une pyo-
labyrinthite ; les phénomènes d'abolition fonctionnelle du labyrinthe non acoustique ont, à cet égard, beaucoup moins d'importance ; cette abolition peut, comme nous l'avons vu, être presque
complètement compensée par l'activité fonctionnelle de l'autre
labyrinthe et des autres appareils servant à l'équilibre de la tête
et du corps. Mais, d'autre part, même l'absence de la surdité

labyrinthique n'exclut pas l'existence de la pénétration du pus dans l'oreille interne, car on doit désormais regarder comme démontrée la possibilité, pour un processus pathologique purulent, de rester circonscrit à un seul segment, par exemple à une région plus ou moins grande du segment non acoustique du labyrinthe. Ce qui vient ajouter à la difficulté du diagnostic de pyo-labyrinthite, c'est que, en même temps et, jusqu'à un certain point, indépendamment de l'existence de l'otite moyenne suppurée, il peut se développer dans le labyrinthe des processus pathologiques de nature non purulente, mais en rapport avec d'autres causes, par exemple avec la syphilis, la leucémie, etc. On comprend comment, dans des cas de ce genre, on ne puisse établir avec certitude pendant la vie, la nature de l'affection labyrinthique. De toutes façons, on peut penser que, la labyrinthite étant la complication la plus fréquente des otites moyennes purulentes, ce diagnostic semblera le plus probable lorsqu'on verra survenir brusquement des phénomènes labyrinthiques et surtout l'abolition fonctionnelle acoustique.

Les résultats de l'examen otoscopique ou de l'examen opératoire, la coexistence d'une paralysie ou d'une parésie faciales donnent aussi d'excellentes indications pour le diagnostic.

Le diagnostic différentiel entre la pyo-labyrinthite et l'abcès du cervelet d'origine otique, est de beaucoup plus difficile. Comme le cervelet est le centre du labyrinthe non acoustique, les symptômes en rapport avec les affections cérébelleuses ne diffèrent pas profondément des symptômes provoqués par les lésions du labyrinthe non acoustique et du nerf vestibulaire ; on peut dire que, sauf la surdité labyrinthique, tous les symptômes de la pyo-labyrinthite peuvent être aussi provoqués par l'abcès du cervelet. Étant donnée la très haute importance d'un diagnostic différentiel certain pour le traitement, les divers auteurs se sont efforcés de trouver des caractères différentiels dans l'étude minutieuse des symptômes particuliers : par exemple du vertige, du nystagmus, et dans le groupement des symptômes eux-mêmes. Nous avons réuni dans le tableau suivant les divers caractères différentiels :

CARACTÈRES DES VERTIGES

Pyo-labyrinthites	Abcès du cervelet
L'oscillation objective prédomine. Il existe des mouvements de réaction ayant pour but de maintenir l'équilibre.	Le vertige subjectif prédomine. Les mouvements compensateurs manquent ; le malade se laisse choir sans essayer de réagir.

Les vertiges sont plus violents.	Les vertiges sont moins violents.
Les vertiges sont plus intenses si le patient est couché sur le côté malade.	Les vertiges sont plus intenses si le patient est couché sur le côté sain.
Les vertiges peuvent cesser dans la position de repos.	Les vertiges ne cessent pas dans la position de repos.
L'oscillation augmente avec les yeux fermés.	L'oscillation n'augmente pas par l'occlusion des yeux.
L'oscillation augmente quand le sujet incline la tête du côté malade.	L'oscillation n'augmente pas pour les différentes positions de la tête.
Dans la marche, le patient a tendance à dévier vers le côté malade.	Le patient a tendance à dévier vers le côté sain.

CARACTÈRES DU NYSTAGMUS

Le nystagmus est plus manifeste quand le regard est dirigé vers le côté sain.	Le nystagmus se produit de façon indifférente et souvent vers le côté malade.
En règle générale, il cesse après l'opération sur le labyrinthe.	Le nystagmus ne cesse pas et peut même s'aggraver après l'intervention sur le labyrinthe.

AUTRES SYMPTOMES DIFFÉRENTIELS

La surdité est plus grande.	La surdité est moindre.
Pas de fièvre ou fièvre légère.	Fièvre subcontinue.
Pas de phénomènes d'asthénie musculaire.	On constate des phénomènes d'asthénie musculaire.
Pas de paralysie ou de parésie des membres.	Il y a parésie ou paralysie des membres correspondants, surtout du membre inférieur.
La douleur est surtout localisée à l'oreille.	La douleur est occipitale.

Quand on passe en revue, un à un, les symptômes que nous venons d'énumérer et qui permettraient de faire un diagnostic différentiel, on reconnaît combien l'appréciation est incertaine. On sait que dans les affections du labyrinthe le vertige peut prendre les formes les plus diverses ; l'incertitude de la station et de la marche n'est pas dans un rapport constant avec l'intensité du vertige. On peut en dire autant de l'influence que les changements de position de la tête et du corps auraient sur la production du vertige labyrinthique : il est certain que même les vertiges cérébelleux ou ayant une autre origine sont très influencés, sous le rapport de l'intensité, par la position et les mouvements de la tête. De même, les caractères différentiels du nystagmus ne sont pas assez constants pour qu'on en puisse tirer des conclusions certaines. Nous avons vu, en outre, que les pyo-labyrinthites ne sont pas nécessairement accompagnées de l'abolition fonctionnelle du labyrinthe acoustique ; que la fièvre peut manquer au cours de l'abcès du cervelet et se montrer dans la pyo-labyrinthite, elle est alors causée par la méningite séreuse qui accompagne si souvent cette dernière; nous avons vu aussi que dans l'abcès cérébelleux, les troubles moteurs des membres peuvent manquer ou apparaître comme symptômes de la période terminale de l'affection lorsque toute intervention est désormais inutile. De même, enfin, dans les affections endocraniennes, la localisation de la douleur peut n'être pas assez précise pour permettre des inductions diagnostiques.

Ainsi donc, on peut admettre que les symptômes des pyo-labyrinthites, en général, ne se différencient pas suffisamment de ceux qui peuvent accompagner un abcès du cervelet pour autoriser un diagnostic certain; il y a, heureusement, des symptômes appartenant en propre à l'abcès du cervelet, et qui rendent plus facile la décision clinique. C'est sur l'aspect du malade qu'il est nécessaire d'insister tout d'abord; dans l'abcès du cervelet, comme du reste dans les autres complications endocraniennes des otites, le malade a l'air de quelqu'un de très gravement atteint; cet aspect fait défaut dans les pyo-labyrinthites non compliquées. En outre, la somnolence, l'abattement, le ralentissement du pouls, la stase papillaire, la raideur de la nuque sont des symptômes très importants pour le diagnostic de l'abcès du cervelet, lorsqu'on peut, bien entendu, exclure d'autres complications endocraniennes et en particulier la leptoméningite.

Il faut, de plus, se souvenir que, très souvent, l'abcès cérébelleux est la conséquence d'une pyo-labyrinthite; si le diagnostic différentiel de ces deux formes cliniques est difficile, il sera encore plus malaisé de les reconnaître quand l'une accompagnera l'autre. Le diagnostic sera cliniquement possible quand, après une opération faite sur le labyrinthe en suppuration, avec un bon résultat, il persistera des symptômes graves ou que les symptômes déjà existants et en particulier le nystagmus s'aggraveront (Neumann).

Il n'est pas, non plus, aisé de faire le diagnostic de la leptoméningite qui accompagne si fréquemment la pyo-labyrinthite; ainsi que nous l'avons vu, on doit regarder comme très probable que la fièvre, même d'un degré modéré, n'est pas déterminée par la suppuration labyrinthique, mais bien par les altérations méningées coexistantes; de même, la stase papillaire, quand elle existe, les symptômes de compression endocranienne (ralentissement du pouls, céphalée intense, diffuse) doivent faire admettre l'existence d'une complication endocranienne. La nausée, les vomissements, les douleurs localisées à l'oreille et à la partie correspondante de la tête sont au contraire des symptômes qui peuvent être provoqués aussi uniquement par la labyrinthite.

Pronostic

La pyolabyrinthite est incontestablement une affection grave ; son association fréquente à la leptoméningite et à l'abcès du cerveau justifie cette assertion. Mais, même dans les cas où l'affection labyrinthique n'amène pas la mort, elle a comme résultat l'abolition fonctionnelle du labyrinthe, abolition qui, si elle n'a pas pratiquement de graves conséquences pour le labyrinthe non acoustique, possède au contraire indubitablement une grande importance pour le labyrinthe acoustique.

Quand on essaie d'établir avec quelque exactitude le pourcentage des cas de mort dans les pyolabyrinthites, on trouve des difficultés d'ordre divers. Même comme nous l'avons vu au chapitre : *Fréquence*, de ce travail, les statistiques dont nous disposons actuellement sur la fréquence des pyolabyrinthites par rapport à celle des otites moyennes suppurées, ces statistiques, dis-je, sont pour différentes raisons peu dignes de confiance. En outre, il n'est pas toujours facile d'établir au point de vue clinique la pénétration de la suppuration dans le labyrinthe. De plus, il est certain que les formes circonscrites de la pyolabyrinthite, celles surtout qui sont caractérisées par la simple érosion du canal semi-circulaire externe, comportent une mortalité bien inférieure à celles des formes graves diffuses. Des chiffres recueillis par Hinsberg dans sa dernière publication sur le sujet[1] il ressort des divergences vraiment énormes dans la mortalité : de 25 °/₀ à 86 °/₀. Ces divergences sont encore plus grandes quand on considère les statistiques de Jansen qui perdit seulement 10 °/₀ de ses malades de pyolabyrinthite par les conséquences de cette affection. Il faut tenir compte cependant que dans la majeure partie des cas de Jansen, figurent les formes circonscrites avec arrosion du canal semi-circulaire externe, formes relativement bénignes. Nous croyons avec Hinsberg qu'on n'obtiendra de statistiques satisfaisantes que lorsque dans chaque clinique importante on enregistrera systématiquement tous les cas de suppuration labyrinthique en sépa-

1. V. Hinsberg. *Ueber Labyrintheiterungen*. Rapport au quinzième congrès de la Société allemande d'otologie. 1er et 2 juin 1906.

rant, autant que faire se pourra, les cas de suppuration circonscrite de ceux de suppuration diffuse. Probablement on obtiendra
de cette façon deux chiffres de mortalité bien différents.

Des indications statistiques fondées sur un matériel assez
homogène sont celles que Bezold a tirées de l'étude de ses cas
de nécrose labyrinthique ; nous avons vu que la mortalité
trouvée était à peu près de 20 %. Gerber [1], sur un chiffre de
90 cas de nécrose labyrinthique qu'il a recueillis dans la littérature, a trouvé un pourcentage de mortalité de 16,6 %, chiffre qui
se rapproche de celui de Bezold indiqué plus haut.

En général, on peut donc admettre avec Hinsberg que la
moyenne de la mortalité dans les pyolabyrinthites atteint au
moins 15 à 20 % ; donc, il meurt à peu près un malade sur cinq.

La détermination, faite avec une précision suffisante, du pourcentage de la mortalité n'a pas seulement une valeur théorique,
mais elle a encore dans notre cas, une importance pratique de
tout premier ordre. En ce moment, la question complexe des
indications et de l'efficacité des interventions opératoires sur les
cavités labyrinthiques est très débattue ; on comprend maintenant, comment, pour pouvoir tirer des conclusions certaines, il
faut posséder des données assez précises sur les résultats du
traitement opératoire comparés à ceux du traitement conservateur.

Traitement

L'étude des suppurations du labyrinthe est de date trop
récente pour qu'on puisse prononcer aujourd'hui une parole
définitive sur le traitement le plus efficace de cette grave affection, et pour qu'on puisse poser les indications d'une intervention opératoire éventuelle.

Un point sur lequel il ne peut cependant y avoir de discussion, c'est celui de la nécessité d'une prophylaxie efficace des
suppurations d'oreille. Les connaissances que nous possédons
déjà à l'heure actuelle nous permettent d'établir que dans la
majorité des cas, la pyolabyrinthite se développe lorsqu'une
suppuration de l'oreille moyenne se prolonge pendant de
longues années, sans traitement approprié, que même elle est
négligée et parfois, on a peine à le croire, complètement ignorée
du sujet qui en est porteur : une de mes observations person-

1. GERBER. *Ueber Labyrinthnecrose. Archiv f. Ohrenheilkunde*, vol. 60.

nelles rapportées au Chapitre *Marche et Terminaison* de ce travail, est là pour attester cette possibilité. La pyolabyrinthite représente la complication la plus fréquente et la plus grave de l'otite moyenne suppurée et à ce titre la nécessité s'affirme encore davantage de répandre largement parmi les praticiens et dans le public, la connaissance des dangers qui peuvent découler de la négligence, hélas ! encore si commune, des suppurations de l'oreille ; il faut montrer le devoir, pour toute personne de bon sens, de les combattre, quand ce ne serait que par de simples lavages de propreté de l'oreille, s'il n'est pas possible de faire autrement. La prophylaxie des otites moyennes suppurées a encore dans nos pays un vaste champ d'influence, sur l'importance pratique duquel on ne saurait trop insister.

Puisqu'il est démontré que la pénétration des germes infectieux dans le labyrinthe est favorisée principalement par l'existence dans l'oreille moyenne des conditions pathologiques qui causent la rétention du pus ou des produits cholestéatomateux, il en découle comme règle que toutes et quantes fois nous nous trouverons en présence de *symptômes de rétention* dans les otites moyennes suppurées, nous devrons en faire disparaître les causes le plus promptement possible en ayant recours immédiatement à la paracentèse du tympan dans les cas d'exsudation purulente, comme c'est le cas le plus souvent dans les formes aiguës et aux lavages avec la canule de Hartmann et éventuellement à l'opération radicale sur l'oreille moyenne dans les cas de cholestéatome.

Ces indications thérapeutiques prennent un caractère d'urgence dès qu'apparaissent les phénomènes d'irritation labyrinthique, même lorsqu'il n'y a pas encore de données certaines pour nous faire admettre la pénétration de l'agent infectieux dans les cavités de l'oreille interne.

S'il ne peut y avoir de discussion au sujet des points que nous venons d'énoncer, les difficultés commencent quand il s'agit de la marche à suivre lorsque les symptômes de réaction labyrinthique auront éclaté. Faudra-t-il intervenir par une opération même sur le labyrinthe, ou bien, après avoir, par l'intervention, éliminé les causes de la rétention des produits inflammatoires de l'oreille moyenne, faudra-t-il se borner à un traitement conservateur ?

Ici aussi la chose essentielle, c'est le diagnostic certain de la pénétration du pus dans le labyrinthe ; en effet, comment peut-on discuter l'opportunité de l'ouverture chirurgicale des cavités labyrinthiques saines? Dans ce cas, l'ouverture pratiquée seulement pour l'exploration aurait pour résultat l'abolition de la fonction labyrinthique d'une part et, chose encore plus grave, provoquerait directement l'infection des cavités labyrinthiques dont justement on voudrait prévenir les conséquences désastreuses.

Tout le monde voit donc l'importance extraordinaire d'un diagnostic prompt et correct; mais, comme nous l'avons démontré en d'autres endroits du présent travail, il y a des cas dans lesquel le diagnostic certain de pyolabyrinthite rencontre de grandes difficultés, quelquefois insurmontables. L'existence de faits graves d'irritation même frappant le labyrinthe non acoustique ne nous autorise pas à affirmer la pénétration du pus dans l'oreille interne; de même, non plus, l'existence d'une érosion du canal semi-circulaire externe ou d'une perforation de la paroi vestibulaire trouvées au cours d'une intervention radicale sur l'oreille moyenne ne sont pas des indices suffisants. En tenant compte de ce qui précède, nous avons deux questions principales à résoudre: 1º Etant donnée l'existence d'une suppuration diffuse des cavités labyrinthiques, l'ouverture opératoire de celles-ci est-elle indiquée? 2º Quels dangers offre dans la pratique l'ouverture chirurgicale des cavités labyrinthiques dans lesquelles la suppuration est circonscrite ou de cavités qui ne sont pas le siège d'une suppuration?

Evidemment ce n'est qu'en se basant sur l'observation clinique qu'on pourra donner une réponse définitive à ces deux questions; aujourd'hui les documents que nous possédons sur ce sujet ne sont pas assez nombreux pour nous permettre de prononcer un jugement certain, mais comme nous le verrons, ils nous permettent de fixer quelques points importants.

1º L'ouverture opératoire des cavités labyrinthiques est-elle opportune dans les pyolabyrinthites diffuses? L'indication de cette intervention ne peut être établie que par égard au danger d'une complication intracranienne de la pyolabyrinthite; car, que l'on intervienne ou non, les fonctions du labyrinthe sont déjà abolies d'une façon complète et définitive. Pour donner une réponse satisfaisante à la question, il faudrait avoir un matériel clinique homogène, dans une partie duquel on aurait pratiqué l'ouverture du labyrinthe et dans l'autre partie on n'aurait pas exécuté cette intervention; le pourcentage de la mortalité dans les deux groupes de cas permettra d'apporter un jugement sur les avantages et les inconvénients de l'opération. Nous ne possédons pas encore ce matériel d'observation, et, il est à souhaiter qu'il soit promptement rassemblé avec les plus grandes garanties de sérieux et qu'il soit étudié de manière convenable. Voici, de toutes façons, les données peu nombreuses que nous possédons ; elles ont été été recueillies et analysées récemment par Hinsberg [1].

Dans cent deux cas consignés dans la littérature, dans lesquels on pratiqua de grandes interventions sur le labyrinthe (en ne faisant pas entrer en ligne de compte les simples extractions de séquestres), neuf fois il s'agissait de l'ouverture d'un labyrinthe sain, quatre-vingt-treize fois de l'ouverture d'un labyrinthe malade. Parmi ces derniers cas, il semble très probable que quatorze fois il existait déjà avant l'opération une complication mortelle, de telle sorte que ces cas ne peuvent être utilisés pour calculer l'efficacité de l'intervention ; deux malades moururent d'affection n'ayant aucun rapport avec le labyrinthe. Des soixante-dix-sept cas non compliqués qui restent : un mourut apparemment des suites de l'opération, deux moururent malgré l'intervention, sans que celle-ci eut avec la terminaison fatale le moindre lien de causalité ; six fois le résultat définitif demeura inconnu. Il y a donc soixante-sept guérisons contre trois morts, ce qui correspondrait à une mortalité de 4,20 %. Si on oppose à ce chiffre la moyenne de mortalité par pyolabyrinthite indiquée auparavant par nous (de 15 à 20 %), il résulte que l'ouverture opératoire des cavités labyrinthiques, abaisse notablement la mortalité, et que l'opération en elle-même ne présente qu'un faible danger (un cas de mort sur soixante-sept opérations).

Ces résultats confirment les présomptions théoriques auxquelles on arrive en se fondant sur les données de la pathologie générale. Dans les suppurations diffuses du labyrinthe, il s'agit d'abcès pour ainsi dire clos vers l'extérieur et communiquant avec les cavités des méninges ; le fait de transformer, par une intervention large et bien exécutée, ces abcès en abcès ouverts à l'extérieur ne peut qu'améliorer le pronostic et diminuer le danger de l'infection en profondeur.

2° Quels inconvénients et quels dangers peut présenter l'ouverture chirurgicale du labyrinthe non suppurant ou siège d'une suppuration circonscrite ? Des statistiques rapportées plus haut et qui comprennent aussi les cas dans lesquels le labyrinthe une fois ouvert a été trouvé sain, il résulte que le danger de l'opération labyrinthique est moindre qu'on ne pourrait le croire *a priori*. De toutes façons, en mettant à part la destruction de

1. Hinsberg. *Loco citato*, p. 50.

l'organe en tant que fonctionnant, il y a certainement un danger d'infection profonde : ce danger sera d'autant plus grand que l'intervention aura été plus timide et plus incomplète et plus l'ouverture pratiquée aura été petite [1]. Les faits démontrent qu'une petite ouverture accidentelle de la paroi vestibulaire ou l'ablation involontaire de l'étrier au cours de l'opération radicale sur l'oreille moyenne sont beaucoup plus dangereuses qu'une large ouverture du labyrinthe faite de propos délibéré.

Mais, même après avoir reconnu, comme on l'a fait, l'innocuité relative de l'ouverture opératoire du labyrinthe, il ne faut pas en conclure, ainsi que le fait observer Hinsberg, que dans tous les cas de pyolabyrinthite confirmée, il faille ouvrir largement la cavité labyrinthique : c'est aux observations cliniques ultérieures que revient la tâche de séparer les cas de pyolabyrinthite en deux groupes : ceux qui sont dangereux et dans lesquels il faut ouvrir le labyrinthe et ceux qui ne sont pas dangereux et dans lesquels le chirurgien peut s'en tenir à la trépanation de l'oreille moyenne et au traitement conservateur : les cas qui guérissent le plus souvent sans opération et les cas qui, sans opération, pourraient avoir une issue fatale.

Jansen, à qui nous devons beaucoup pour la connaissance des pyolabyrinthites a esquissé ces deux groupes de cas, en essayant de préciser les indications de l'intervention sur le labyrinthe. Selon lui, les indications sont tirées principalement : 1° de la gravité des symptômes labyrinthiques ; 2° de l'extension de la suppuration. Comme le fait observer Hinsberg dont, en cette circonstance encore, je partage l'avis, c'est surtout l'extension de la suppuration dans le labyrinthe qui doit nous servir de guide pour l'intervention ; les symptômes de réaction labyrinthique ne sont pas du tout en rapport avec la gravité de l'infection, et même, ainsi que nous l'avons vu, ils peuvent être plus graves dans les cas de simple irritation du labyrinthe que dans les processus morbides étendus et rapidement destructeurs.

Selon Hinsberg, la grande extension de la suppuration dans les cavités labyrinthiques peut être déduite cliniquement des signes suivants :

1° Quand, avant l'opération, il existe une surdité complète et des symptômes d'irritation et d'abolition fonctionnelle frappant aussi le labyrinthe non acoustique, tandis qu'à l'opération on découvre une érosion ou une fistule labyrinthiques ;

1. MILLIGAN conseille l'ouverture exploratrice du labyrinthe quand il existe des symptômes labyrinthiques, même sans constatation positive lors de l'intervention.

2° Même lorsque lors de l'intervention on ne constate pas avec certitude une érosion des parois labyrinthiques, mais que les symptômes de réaction du labyrinthe qui existaient avant l'opération ne disparaissent pas rapidement après l'opération sur l'oreille moyenne ou que ces symptômes apparaissent seulement après l'opération et ne cessent pas après l'enlèvement des tampons des cavités de l'oreille moyenne. Il ne faut pas donner une importance excessive au fait qu'on n'a trouvé ni érosion, ni fistule du labyrinthe, car elles ne sont pas faciles à découvrir à l'opération, et, par exemple, il est impossible de découvrir les lésions de la fenêtre ronde ;

3° L'opération est indiquée quand à côté d'une pyolabyrinthite, il y a l'existence ou la menace d'une complication endocranienne consécutive à cette affection (abcès extradural, méningite, abcès cérébelleux) ;

4° Dans les cas de nécrose du labyrinthe, quand le séquestre est déjà bien mobile, il faut l'enlever avec le plus de précautions possibles, régulariser les bords de la perte de substance des parois, etc. ;

5° Dans les lésions opératoires accidentelles de l'étrier, il semble indiqué d'ouvrir largement le labyrinthe dès qu'on aperçoit la probabilité d'une propagation de l'infection à l'oreille interne. Nous avons vu que ces cas sont facilement mortels à cause de la communication incomplète des cavités labyrinthiques avec l'extérieur (Cf. l'observation, citée plus haut, de Baptiste).

Il semble que, dans l'état actuel de nos connaissances, on peut accepter sans discussion les indications de l'intervention sur le labyrinthe formulées par Hinsberg et que nous venons de résumer. Les contre-indications à l'ouverture opératoire du labyrinthe se fondent essentiellement sur le fait désormais prouvé par l'anatomie pathologique et par la clinique que, dans un certain nombre de suppurations du labyrinthe, surtout dans les formes limitées à un segment de celui-ci, il se forme des adhérences protectrices qui s'opposent à la propagation de l'infection à la cavité cranienne et rendent possible la guérison spontanée. Dans de tels cas, une intervention sur le labyrinthe non seulement n'est pas nécessaire, mais peut même devenir dangereuse, car elle peut détacher directement ou indirectement ces adhérences protectrices et provoquer l'extension ultérieure de l'infection. Dans ces cas, l'indication principale est d'éliminer de la manière la plus complète et la plus rapide, les causes de rétention des produits inflammatoires dans l'oreille moyenne.

Une observation anatomo-pathologique de Politzer montre combien dangereuse peut devenir, dans quelques cas, l'opération sur les cavités du labyrinthe. Dans un de ses cas, cet auteur trouva une dilatation avec érosion des parois du conduit auditif interne avec une démarcation nette du côté du méat auditif interne encore sain; donc le processus morbide resta longtemps circonscrit à la partie latérale de ce conduit et le traumatisme chirurgical aurait pu rompre les fragiles barrières qui empêchaient l'infection de la cavité cranienne.

Quand les symptômes labyrinthiques font défaut et que la constatation d'une érosion du canal semi-circulaire externe est une trouvaille accidentelle au cours de l'opération radicale, il n'est pas opportun de l'élargir; suivant le conseil de Politzer, l'opérateur, même dans le cas où il existe des granulations saillantes du canal corrodé, se bornera à les enlever délicatement avec des pinces *ad hoc* de préférence aux curettes, en évitant de sonder le canal ou d'y faire, de quelque façon que ce soit, pénétrer des instruments qui, éventuellement, pourraient rompre des adhérences protectrices. De même, quand, il y a des érosions au niveau du promontoire ou qu'on peut soupçonner la luxation ou l'absence de la base de l'étrier, il est permis, tout au plus, d'élargir la brèche osseuse et dans le second cas d'enlever les granulations qui pourraient exister sur le pourtour de la fenêtre ovale; dans ce cas encore, il faut agir avec une extrême prudence et recourir plutôt à l'emploi des pinces qu'au râclage avec les curettes, en évitant de pénétrer de quelque manière que ce soit dans la cavité du labyrinthe.

Pendant l'exentération de l'oreille moyenne au cours de l'opération radicale, il faut avoir grand soin de n'employer les instruments au niveau de la paroi du vestibule que sous le contrôle direct de la vue et avec la délicatesse la plus extrême; je considère comme dangereux le fait d'enlever, dans le but unique de voir l'état de la paroi labyrinthique, les membranes cicatricielles qui souvent recouvrent et protègent cette paroi.

Dans les cas de nécrose du labyrinthe, quand, lors de l'opération, on trouve que la paroi vestibulaire est détruite et remplacée par du tissu de granulations qui entoure un séquestre mobile, il sera bon, s'il n'y a pas déjà de phénomènes de complication endocranienne, d'enlever doucement le séquestre à l'aide des pinces et de s'abstenir de toute manœuvre profonde à l'aide des curettes ou des stylets pour ne point déranger les adhérences qui auraient pu se former.

Lorsqu'il y a simplement des symptômes d'irritation labyrinthique et que lors de l'intervention sur l'oreille moyenne on ne trouve ni érosions, ni ouvertures, la trépanation du labyrinthe n'est pas indiquée. Dans ce cas, comme aussi dans les cas où, avec ou sans phénomènes labyrinthiques, il y a des érosions de la paroi, il est de bonne règle de tenir les malades en observation pendant quelque temps après l'opération et de les regarder comme gravement atteints; si, en effet, l'élimination du foyer de rétention de l'oreille moyenne est le plus souvent suivie de la disparition des symptômes d'irritation et de la guérison, il arrive cependant que quelquefois, le processus pathologique intralabyrinthique continue à s'étendre et qu'une intervention sur l'oreille interne soit indiquée à une seconde période.

Technique de l'intervention sur la cavité labyrinthique.

Quand l'opération sur le labyrinthe est indiquée et bien décidée, il faut avoir devant les yeux que le but de l'intervention est d'ouvrir largement au dehors les cavités en suppuration; toute intervention timide et incomplète, non seulement ne donne aucun avantage, mais même peut être nuisible.

Évidemment, la méthode la plus simple pour ouvrir largement le labyrinthe consisterait à démolir toute la paroi labyrinthique de la caisse, mais, il faudrait pour cela sacrifier le nerf facial dont la conservation a, au contraire, une si grande importance. La présence de ce nerf a obligé les auteurs à étudier divers procédés pour ouvrir le labyrinthe sans léser le nerf.

Quelle que soit, cependant, la méthode que l'on veuille choisir, deux conditions sont indispensables pour mener à bien cette intervention difficile, délicate et non exempte de danger : que le labyrinthe soit rendu le mieux possible accessible à l'opérateur et que celui-ci possède des notions exactes sur l'anatomie topographique de ces régions.

Pour le premier point, il est évident que toute opération sur le labyrinthe doit être précédée de l'exentération totale de l'oreille moyenne, avec démolition étendue de la paroi postéro-supérieure du conduit auditif externe, de la paroi de l'épitympan, avec large ouverture de l'antre mastoïdien; une hémostase soigneuse, l'illumination intense (lampe de Clar) sont des conditions indispensables pour la réussite de l'opération.

Ce n'est point ici l'endroit de décrire les détails anatomiques du labyrinthe; nous nous bornerons à insister sur quelques détails ayant de l'importance au point de vue chirurgical ; nous renvoyons le lecteur désireux d'avoir des renseignements plus étendus, à l'exposé vraiment magistral de l'anatomie chirurgicale du labyrinthe que Bourguet donne dans sa monographie.

Le facial suit, comme on le sait, une direction transversale sur la paroi labyrinthique de la caisse ; son élévation au-dessus de la fenêtre ovale est toujours constante, c'est-à-dire à 3 millimètres du rebord supérieur de cette fenêtre. Bourguet a reconnu qu'au niveau du pôle antérieur de la fenêtre ovale, il est impossible de pénétrer dans le vestibule au-dessous du facial sans léser le nerf, tandis que cela est possible au niveau du pôle postérieur de la fenêtre ovale, endroit où l'on peut atteindre la cavité vestibulaire sans danger pour le nerf, car une distance de 2 millimètres à 2 millimètres 1/2 sépare le nerf de la paroi supérieure du vestibule.

Il faut, de plus, savoir que la partie inférieure du canal semi-circulaire inférieur est à une distance moyenne de 5 millimètres du bulbe de la jugulaire et à 8 millimètres du sinus latéral, mais que, dans certains cas, le bulbe de la jugulaire est assez élevé et vient recouvrir, en dedans, une bonne partie du canal semi-circulaire lui-même ; de même le sinus latéral a une situation variable et peut venir au contact de ce canal. Enfin, suivant la forme du vestibule dont les parois peuvent, d'après Bourguet, être placées obliquement entre elles ou même à angle droit, le canal semi-circulaire externe qui, comme nous le verrons, nous intéresse de façon toute particulière pour l'opération, peut avoir, par rapport au nerf facial, une *situation supérieure* ou une *situation inférieure*.

La *position élevée* (situation supérieure) est, heureusement pour le chirurgien, la plus fréquente. L'arc antérieur de ce canal, dont la paroi est très mince (elle a à peine 1/2 millim. à 1 millimètre) fait saillie au niveau de la paroi interne de l'aditus et débouche dans le vestibule à 1 millim. 1/2 ou à 2 millim. au-dessus du facial. Dans la *position basse* (situation inférieure), l'arc antérieur du canal semi-circulaire se rapproche en avant du facial de plus en plus, et au point où il débouche dans le vestibule, le nerf l'a déjà croisé en se dirigeant en avant. Cette position basse n'a été trouvée par Bourguet que dans trois cas sur vingt-cinq et seulement dans le cas de vestibule à forme oblique.

Le limaçon a, lui aussi, des rapports qui rendent dangereuse son ouverture chirurgicale. Le facial se trouve à 6 millimètres au-dessus de la partie initiale du tour de spire basilaire, laquelle est à son tour à 5 millim. au-dessus du plancher de la caisse. Sur des coupes faites parallèlement à l'axe du rocher, le limaçon mesure d'une façon constante 9 millimètres, en diamètre transversal, à partir de la fenêtre ronde. Dans neuf cas étudiés par Bourguet, le canal carotidien passait à 10 millimètres en avant de la fenêtre ronde et par suite à 1 millimètre seulement en avant du limaçon. Dans trois autres cas, la distance était un peu plus grande. Sur treize autres cas, le canal carotidien et le limaçon étaient en contact dans quatre cas ; dans deux cas, le canal recouvrait sur une étendue de 2 millimètres la paroi antérieure du limaçon ; dans sept cas, le canal ne la recouvrait que sur une étendue d'un millimètre, dans ces derniers cas la carotide avait une situation plus superficielle que le limaçon.

On voit par cet exposé rapide, les dangers que l'ouverture opératoire du labyrinthe peut faire courir à cause des lésions des organes voisins : bulbe de la jugulaire, sinus latéral, nerf facial, carotide.

Les procédés d'intervention préconisés par les auteurs se réduisent en substance à trois, suivant que l'on commence à ouvrir le vestibule par l'arrière, par la partie antérieure du canal semi-circulaire externe ou par la fenêtre ovale.

I. — *Ouverture par l'arrière (Méthode de Jansen.)* — Jansen qui eut le mérite de s'occuper le premier de l'ouverture systématique du labyrinthe, conseille d'ouvrir d'abord et de suivre la branche postérieure du canal semi-circulaire externe et d'agrandir l'ouverture vers le haut. Dans certains cas, quand on soupçonne l'existence d'abcès extra-duraux profonds, d'abcès du cervelet, Jansen abat la face postérieure de la pyramide, ouvre ainsi canaux semi-circulaires et vestibule et se crée une voie vers la fosse cérébrale postérieure. Neumann a recours, lui aussi, au procédé de Jansen, en abattant la partie postérieure du rocher jusqu'à ce qu'il arrive au pore acoustique interne.

II. — *Ouverture de la branche antérieure du canal semi-circulaire externe (Méthode de Botey).* — On pénètre dans le vestibule en prenant pour guide la partie antérieure du canal semi-circulaire externe et en agrandissant l'ouverture en avant et en haut ; dans un second temps, on pénètre par la fenêtre ovale, en enlevant l'étrier s'il est encore en place et en abattant en avant et en bas la paroi du promontoire, en respectant le nerf facial qui chemine entre les deux ouvertures. Lindt a, lui aussi, employé cette méthode avec succès (Voir le cas rapporté au chapitre : *Marche et Terminaison*).

III. — Ouverture de la fenêtre ovale (Méthode de Hinsberg). — Hinsberg, par ses recherches sur les cadavres, s'est convaincu que l'intervention est très facilitée si l'on commence par élargir la fenêtre ovale et si l'on ouvre le canal semi-circulaire externe en un deuxième temps, après s'être orienté sur la position du canal en introduisant un stylet dans le vestibule par la fenêtre ovale.

Chacune des méthodes exposées ci-dessus a ses avantages et ses inconvénients. Celle de Jansen et Neumann est trop agressive, elle fait courir le danger de blesser le bulbe de la jugulaire et le sinus pétreux supérieur ; elle devrait être réservée aux cas spéciaux où l'on soupçonne l'existence de complications pathologiques dans la fosse cérébrale postérieure.

D'autre part, il faut reconnaître, qu'en commençant l'ouverture par la partie postérieure du canal semi-circulaire externe, on est moins exposé à léser le facial que dans le procédé de Botey, car la partie antérieure du canal est plus voisine du nerf. Hinsberg cependant, fait observer que, surtout quand on se sert de la fraise, il peut arriver que les débris pulvérulents de l'os remplissent la lumière de la branche postérieure du canal horizontal et que par suite il devient bien difficile de se diriger dans l'os compact, en particulier quand on a affaire avec la capsule périotique épaissie d'un adulte.

De même les forts coups de ciseau ou de gouge rendus nécessaires par la démolition de la face postérieure de la pyramide peuvent avoir une influence nuisible sur le processus pathologique du labyrinthe.

Les méthodes de Botey et de Hinsberg sont certainement moins agressives que celle de Jansen ; le danger le plus grand est la lésion du nerf facial au cours de l'ouverture du canal semi-circulaire externe, car la gouge, le ciseau ou la fraise peuvent faire une échappée vers le bas et en avant.

Pour échapper à ce risque, Bourguet propose l'emploi d'un instrument spécial inventé par lui et appelé *protecteur du facial.* Il est formé d'une petite plaque semi-lunaire fixée à angle obtus sur un manche courbe, analogue à celui du protecteur de Stacke. Comme celui-ci, cette plaque est adaptée à la courbure du conduit auditif externe. Au niveau de sa base, la plaque est pourvue d'un talon d'environ trois milimètres de longueur sur deux de largeur, destiné à pénétrer dans le vestibule à travers la fenêtre ovale. Son extrémité est mousse et sa direction sensiblement perpendiculaire à la surface de la plaque. La face supérieure du talon et la face postérieure de la plaque qui a une hauteur de trois millimètres forment une concavité ou une encoche destinée à embrasser l'aqueduc de Falloppe.

Voici le mode d'emploi de l'instrument dans l'opération. Une fois la fenêtre ovale bien ouverte, le talon du protecteur est introduit dans le vestibule, la plaque reste appliquée au-dessus du canal semi circulaire et protège le canal de Falloppe qui passe au-dessous ; l'instrument est alors confié à un aide qui doit le maintenir solidement appuyé.

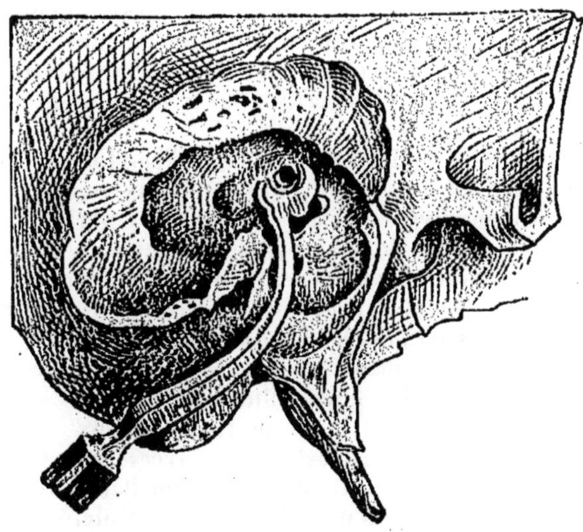

Fig. 9.
Protecteur de Bornabet, en place.

Comme on le voit sur la figure ci-jointe, l'encoche du protecteur correspond à une ligne verticale passant par le pôle postérieur de la fenêtre ovale ; en ce point, le vestibule peut être ouvert sans danger pour le facial, car juste à cet endroit, le nerf est distant de trois millimètres en moyenne de la paroi supérieure de la cavité vestibulaire. La fraise appliquée au niveau de l'encoche ne peut s'échapper en bas et pénètre facilement dans le vestibule.

En général, étant donnée la proximité du canal carotidien par rapport au limaçon, les auteurs s'abstiennent d'ouvrir ce dernier ou tout au moins se bornent à n'ouvrir que la première partie de la circonvolution basilaire. Dans un cas, Jansen[1] vit d'une

1. JANSEN, *Verhandl. der deutschen otolog. Gesellschaft*, VIIe Réunion, 1898. Fischer, éditeur, p. 133.

manière distincte du pus sortir du limaçon pendant l'intervention ; plus tard, chaque fois que les granulations obturaient l'ouverture cochléaire du vestibule, les symptômes de méningite séreuse s'accentuaient chez son malade et la température montait jusqu'à 39°. Ces symptômes disparaissaient immédiatement après l'ablation des granulations.

Dans l'intervention sur les cavités labyrinthiques, quel instrument faudra-t-il employer de préférence ? Quand on aura à démolir, par le procédé de Jansen, une portion étendue de la partie postérieure de la pyramide, on aura recours au ciseau ou à la gouge, tandis que le choix peut être hésitant entre une fine gouge et la fraise pour l'ouverture du canal semi-circulaire ou de la paroi vestibulaire.

La majorité des opérateurs préfère l'emploi de la fraise électrique ; avec cet instrument, on peut mieux qu'avec la gouge exécuter des manœuvres délicates sur la paroi labyrinthique. Elle a en outre l'avantage de faire éviter des fractures de la mince lame osseuse : quant au chauffement qui peut amener la nécrose des parties voisines et à l'accumulation de poussière d'os, on peut y remédier en irrigant le champ opératoire de façon continue avec une solution boriquée tiède stérilisée. Un gros inconvénient de la fraise, c'est que les fines pointes métalliques se rompent facilement en pénétrant dans le tissu osseux compact et quelquefois les extrémités restent enclavées dans l'os. Il est certain, du reste, qu'on peut obtenir les meilleurs résultats par le maniement prudent d'une fine gouge. Malgré toutes les précautions et même quand on réussit à ne pas toucher le facial, on n'arrive pas toujours à empêcher une paralysie post-opératoire. Sous ce rapport le cas de Lindt, plusieurs fois cité, est très instructif ; dans ce cas, le tronc nerveux fut respecté, mais dut être mis à nu sur un parcours d'un demi centimètre environ ; immédiatement après l'intervention, la paralysie était manifeste ; elle disparut plus tard lentement.

Le traitement consécutif à l'ouverture opératoire du labyrinthe est des plus simples et a pour objectif de faciliter le plus possible le drainage. Les tampons doivent, par conséquent, être placés de façon peu serrée et fréquemment renouvelés, et pas plus tard qu'au deuxième jour après l'intervention ; les pansements ultérieurs devront être quotidiens et, si la sécrétion reste abondante, on devra les renouveler deux fois en 24 heures. Von Stein, dans un de ses cas, remplit d'iodoforme la cavité du vestibule après instillation d'eau oxygénée et essaya le drainage au moyen de fils de soie.

Traitement des complications intracraniennes des pyo-labyrinthites.

Pour terminer ce travail, nous dirons quelques mots du traitement des complications des suppurations du labyrinthe, c'est-à-dire de la méningite séreuse, de la méningite purulente, de l'abcès du cervelet et de l'empyème supposé du sac endolymphathique. Nous essayerons d'être bref, bien que ce sujet vaste et important comporte un long exposé, possède une bibliographie étendue et soit en ce moment l'objet de vifs débats.

Leptoméningite séreuse. — Les idées que nous avons déjà exposées sur la nature de la leptoméningite séreuse expliquent la bénignité relative de cette complication endocranienne qui accompagne si souvent la pyolabyrinthite, que quelques auteurs n'ont pas hésité à en considérer les principaux symptômes comme faisant partie du tableau pathologique de la pyolabyrinthite. La même intervention sur l'oreille moyenne (paracentèse ou opération radicale) qui peut faire disparaître les symptômes de rétention et influence favorablement le foyer endolabyrinthique, suffit dans la majorité des cas à atténuer et à faire disparaître rapidement les symptômes de réaction méningée: la ponction lombaire, répétée à point si le cas l'exige, peut contribuer efficacement à la guérison.

Leptoméningite purulente diffuse. — La leptoméningite purulente constitue la complication la plus fréquente et incontestablement la plus grave des suppurations labyrinthiques; on peut même affirmer que jusqu'à une période remontant à quelques années, un malade atteint de méningite purulente était considéré comme irrémédiablement perdu. Toute tentative opératoire semblait être contre-indiquée.

Dans ces dernières années, quelques auteurs signalèrent des cas isolés de guérison, trop rares évidemment pour modifier la gravité extrême du pronostic dans cette complication otique, mais suffisants, toutefois, pour faire disparaître le désolant absolutisme du pronostic et pour encourager le chirurgien à combattre par diverses interventions la maladie qui nous occupe.

Autrefois, quand un malade, présentant des symptômes bien nets de méningite otogène, venait, par exception, à guérir, on pouvait objecter qu'il ne s'agissait pas, dans ce cas, d'une véritable méningite purulente; après l'emploi de la ponction lombaire, les résultats de cette méthode importante d'exploration

12

permettent d'affirmer avec certitude le diagnostic. Dans quelques-uns au moins des cas publiés et guéris, il s'agissait donc véritablement de leptoméningite purulente diffuse; dans le liquide trouble obtenu par ponction lombaire, on pouvait constater la présence de microorganismes pathogènes très virulents. Cette preuve diagnostique put être fournie dans deux cas de méningite, guéris, que j'ai publiés [1].

Des cas analogues furent plus tard publiés, entre autres ceux de Schultze, Braunstein, Lermoyez et Bellin [2]: ces deux derniers auteurs ont consacré un travail intéressant à l'étude de ce sujet.

Donc, actuellement, malgré que quelques auteurs persistent à considérer comme absolument perdu tout malade atteint de méningite purulente diffuse otogène, cependant, parmi les otologistes, l'opinion gagne du terrain qu'il faut tenter pour ces malades une opération quelconque. On peut dire qu'il y a trois méthodes principales préconisées; seule, l'expérience clinique ultérieure pourra établir celle d'entre elles qui mérite la préférence.

I. — Une méthode de traitement que j'ai défendue au Congrès international d'otologie de Bordeaux (1904), en m'appuyant sur des documents cliniques, a pour fondement le principe d'éviter chez ces malades, autant que faire se pourra, les grandes interventions sur le temporal, de veiller seulement à assurer un bon drainage du pus venu de l'oreille moyenne et de pratiquer à plusieurs reprises la ponction lombaire. Cette méthode est basée sur deux ordres de faits : la démonstration de méningites otogènes guéries sans intervention ou après des interventions peu graves ; la contre-épreuve de cas, que tous les otologistes ont eu occasion d'observer, de méningite latente éclatant après une opération radicale pratiquée sur l'oreille moyenne. Un grand facteur de la guérison de ces malades se trouve dans la résistance de l'organisme aux germes infectieux, dans le pouvoir bactéricide du liquide céphalo-rachidien ; or, une opération sur le temporal, par le *shock* post-opératoire, l'anesthésie chloroformique, la perte de sang, etc., affaiblit considérablement l'organisme et favorise le progrès de l'infection méningée.

Certes, je ne vais pas jusqu'à affirmer que dans tous les cas de méningite otogène, il faille s'abstenir d'intervenir sur le temporal; il faut au contraire se borner à lutter le plus efficacement

1. Gradenigo. *Arch. f. Ohrenheilk.*, vol. 17, p. 155.
2. Lermoyez et Bellin. *Actes du Congrès international d'otologie de Bordeaux*, p. 318, 1904. Voir aussi l'important travail d'ensemble sur la question par Hinsberg, *Zeitschrift f. Ohrenheilk.*, vol. 38, p. 126.

possible contre la rétention du pus, à faire sortir de l'oreille moyenne et même du labyrinthe, s'il y en a indication précise, les produits infectieux, en évitant toute opération qui ne soit pas strictement nécessaire pour arriver à ce but, en réservant pour une date ultérieure, lorsque le danger de la leptoméningite sera passé, les opérations telles que, par exemple, l'exentération complète de la caisse, la réfection du conduit, etc. La ponction lombaire a une grande efficacité thérapeutique; on la renouvellera presque tous les deux jours; on retirera avec les précautions indispensables 15, 20, 30 centimètres cubes et plus encore de liquide. Les observations futures nous diront si, pour favoriser l'action de l'évacuation lombaire de liquide céphalo-rachidien, il est bon de faire en même temps l'hypodermoclyse avec du sérum artificiel ou avoir recours aux injections de sérum antitoxiques.

II. — Lermoyez et Bellin recommandent une méthode plus agressive dont voici les règles.

a) Faire l'ouverture large de l'oreille moyenne et pratiquer une crâniotomie exploratrice en s'arrêtant cependant d'abord à la dure-mère. Même dans les cas aigus, ne pas s'en tenir à la simple antrectomie mastoïdienne, mais faire l'exentération totale de l'oreille moyenne qui offre le double avantage de nettoyer et de drainer de façon idéale, le foyer purulent otogène dans toute son étendue et de mettre à nu le toit de l'oreille moyenne et la paroi externe du labyrinthe, régions par lesquelles se fait, le plus souvent, l'infection des méninges. La crâniotomie exploratrice doit se faire à travers le *tegmen antri*; elle ouvre le crâne au point le plus déclive et ne nécessite pas l'agrandissement de l'incision cutanée. La crâniotomie systématique a deux avantages : elle permet d'explorer l'intérieur du crâne et détermine une décompression notable de l'encéphale.

b) Dans le cas où l'intervention précédente a échoué, mais dans ce cas seulement, dépasser la dure-mère pour pénétrer dans l'espace sous-arachnoïdien. Attendre au moins 48 heures entre les deux interventions. Il faut faire deux choses : incision cruciale de la dure-mère sur une étendue ayant au moins les dimensions d'une pièce de deux francs; à travers ce large orifice, le cerveau fait hernie sur le champ et empêche la pénétration, dans les espaces méningés, de l'infection provenant de la brèche auriculaire. On pratique, en outre, des ponctions exploratrices du cerveau qui sont inoffensives si, au lieu de les faire avec le bistouri, on se sert d'une sonde cannelée avec l'asepsie la plus rigoureuse de l'instrument et de la région de la superficie cérébrale sur laquelle on opère.

c) Pratiquer et répéter systématiquement la ponction lombaire.

En dernier lieu les auteurs conseillent de respecter le labyrinthe, conseil qui, ainsi que nous l'avons vu au sujet de l'indication de l'ouverture opératoire des cavités labyrinthiques, peut être très discutable, au moins pour une série de cas dans lesquels le labyrinthe est, manifestement, le siège d'un foyer d'infection n'ayant avec l'extérieur qu'une communication imparfaite.

III. — La troisième méthode est la plus agressive ; elle consiste à remplacer par le drainage direct des cavités arachnoïdiennes à l'aide d'une vaste crâniotomie, le drainage indirect qu'on obtient à l'aide de la ponction lombaire. Cette méthode, comme Hinsberg le fait observer dans un excellent travail d'ensemble [1], a sa justification dans les résultats obtenus par divers chirurgiens dans les cas de méningites traumatiques et de méningites cérébro-spinales. Friedrich [2] a proposé d'inciser la dure-mère au niveau du siège de l'infection du temporal et de faire, au moyen d'une laminectomie, une contre-ouverture dans le canal vertébral pour pouvoir drainer ainsi tout le sac dural. Mais, malgré cette intervention, Friedrich ne put obtenir aucun résultat favorable.

Hinsberg fait remarquer qu'il importe d'abord de mettre largement à nu l'endroit où l'infection des méninges s'est produite. Cela n'est pas facile à faire quand, comme dans la majeure partie des cas de méningite otogène, la porte d'entrée est dans la fosse cérébrale postérieure ou dans le conduit auditif interne. Kümmel [3] recommande de drainer la partie la plus basse du cerveau, c'est-à-dire la région des lobes occipitaux. Une seconde condition de succès est un bon drainage du voisinage du foyer infectieux. Witzel [4] conseille d'introduire des tampons aussi volumineux que possible et absorbants, qui envoient autour d'eux des prolongements en forme de rayons. Ces tampons doivent rester longuement *in situ* jusqu'à formation d'adhérences protectrices entre la dure-mère et les méninges molles, autour du foyer, c'est-à-dire 15 jours environ. Puis, on les enlèvera avec de grandes précautions avec des irrigations continues de sérum physiologique pour ne point rompre les adhérences.

La méthode que nous venons de décrire et qui a l'air si

1. Hinsberg. *Zeitschrift f. Ohrenheilk.*, vol. 50, p. 261.
2. Friedrich. *Deutsche med. Wochenschrift*, 1904, n° 32.
3. Congrès de chirurgie de Berlin, 1905.
4. Witzel. *Zeitschrift für die Grenzgebiete der Chirurgie u. Medizin*, vol. 1.

rationnelle offre, en pratique, des inconvénients si graves qu'il faudra probablement l'abandonner, au moins pour le traitement des leptoméningites otogènes, comme j'ai pu m'en convaincre dans quelques cas que j'ai opérés dans lesquels, du reste, la terminaison fatale ne put être évitée. Pour placer le siège du drainage à la plus grande proximité du foyer infectieux, avec l'intervention la moins agressive, je fis une large crâniotomie au niveau de l'écaille du temporal, juste au-dessus du conduit auditif externe ; mais j'ai pu me convaincre que l'introduction, entre la dure-mère et les autres méninges, de tampons de gaze stérilisée, ne peut se faire sur une assez large étendue sans maltraiter la masse du cerveau, en tenant compte aussi que, justement dans les cas de méningite avec augmentation de compression endocranienne, l'espace est encore plus restreint et le cerveau a tendance à faire hernie par l'ouverture de la dure-mère. En outre, le drainage qu'on obtient est illusoire d'autant plus qu'il se forme bientôt des adhérences entre les bords de l'ouverture et les méninges ; en outre, le tissu cérébral subit le ramollissement et la nécrose. Je ne puis donc adopter les idées de Hinsberg sur la supériorité du drainage par crâniotomie comparé à celui que nous pouvons obtenir par ponction lombaire.

Donc, la première et la seconde méthode de traitement des méningites restent donc face à face ; chacune d'elles s'appuie sur de puissants arguments théoriques et sur quelques résultats pratiques isolés ; l'avenir dira celle des deux qui mérite la préférence.

Empyème du saccule endo-lymphatique. — Voici la façon d'après laquelle Bœsch[1] conseille de procéder quand on a démontré l'existence de cette complication des pyolabyrinthites dont cependant quelques auteurs continuent à nier la possibilité.

Après avoir mis largement à nu le sinus sigmoïde, on fait pénétrer le doigt entre lui et la paroi postéro-inférieure du rocher jusqu'à trois centimètres de la surface de la mastoïde. Si la dure-mère est adhérente, cela indique que le sac est sain ; si elle se laisse facilement détacher et si l'os est carié, on essaie de tirer le sac qui se rompt facilement ou bien on l'incise. Dans ces cas, on peut profiter de cette voie pour aller à la recherche d'un abcès cérébelleux qui pourrait exister et pour ouvrir par l'arrière les cavités labyrinthiques.

Abcès du cervelet. — L'abcès du cervelet est une complication fréquente des pyolabyrinthites et nous avons vu que nous devons en soupçonner l'existence quand les symptômes qu'on

1. Bœsch. *Zeitschrift f. Ohrenheilk.*, vol. 50, p. 377.

peut rapporter à l'appareil ou au nerf vestibulaires persistent ou s'aggravent même après l'élimination du foyer purulent endolabyrinthique. La recherche et l'évacuation de cet abcès, qui cependant a un pronostic beaucoup plus grave que l'abcès cérébral otogène se font avec plus de certitude en incisant la dure-mère en direction médiane et en avant du sinus sigmoïde ; une fois l'abcès trouvé, c'est une excellente pratique que de faire une contre-ouverture suffisante à travers l'écaille de l'occipital.

BIBLIOGRAPHIE

A. f. O. : *Archiv f. Ohrenheilkunde.* = Z. f. O. : *Zeitschrift f. Ohr.* — ¹A. I. O. : *Archivio Italiano di Otologia e Laringol.*

1821. ITARD. *Traité des maladies de l'oreille* (Observations cliniques et anatomiques).
1840. LINCKE. *Handbuch der Ohrenheilk.*, Leipzig, 1840, vol. II, p. 187 (Observations cliniques).
1864. TOYNBEE. *A. f. O.*, I, 1864. (Nécrose du lab.).
1874. TOYNBEE. *Traité des maladies de l'oreille*, édit. française. (Observations anatomo-pathol.).
1876. POLITZER. *A. f. O.*, n° 7, p. 237. (Anastomoses entre les vaisseaux du labyrinthe et ceux de l'oreille moyenne).
1883. V. TROELTSCH. *Gesammelte Beiträge zur pathol. Anatomie des Ohres.* Leipzig, Vogel, édit., 1883.
1886. BEZOLD. *Labyrinthnecrose und Paralysis des N. facialis.* Wiesbaden, Bergmann, édit., 1886.
1889. GRADENIGO. *Congrès intern. d'otologie à Bruxelles*, p. 238. (Carcinome de l'oreille moyenne et pyo-labyrinthite).
— GRADENIGO. *Schwartze's Handbuch d. Otologie*, p. 100.
1892. EICHLER. *Gefässe des Labyrinthes.*
1893. JANSEN. *Tiefe, extradurale Abscesse. A. f. O.*, XXXV, p. 289.
1894. V. STEIN. *Die Lehre der Functionen der einzelnen Theile des Ohrlabyrinths.* Iena, 1894.
1895. V. STEIN. *Z. f. O.*, XXXVII. (Description du goniomètre).
1896. BLOCH. *Z. f. O.*, p. 267. (Diagnostic de la surdité complète unilat.).
— ADLER. Ref. in *A. f. O.*, XLIII, p. 162. (Troubles de l'équilibre).
1897. SILVAGNI (G.) *Patogenesi e Semiologia della vertigine.* Società éditrice Dante Alighieri, Rome.
— HABERMANN. *Erkrankungen des Ohrlabyrinths. A. f. O.*, XLII, p. 128.
— BARNICK. *A. f. O.*, XXXVIII, p. 23. (Traumatismes).

— Politzer. *Ibid.*, p. 88.
— Körner. VI Versammlung d. deutschen Otolog. Gesellschaft., 1897. Iéna, Fischer. (Labyrinthnecrose).
— Manasse. *Ibid.*, p. 1. (Espaces interglobulaires).
— Katz. *Ibid.*, p. 25.
— Bézold. *Ibid.*, p. 76.
— Scheibe. *Ibid.*, p. 61. (Traumatismes).
— Bezold et Hegetschweiler. *Ibid.* (Tuberculose).
— Bezold. Z. f. O., XXXI. (Surdité unilatérale).
— Jansen. Congrès intern. de médecine à Moscou. (Méningite séreuse).

1898.

Schultze. A. f. O., XLVI, p. 67. (Méningite).
Jansen. *Ibid.*, p. 193. (Betheiligung des Labyrinths bei den Mittelohrentzündungen).
Habermann. Taubstummheit und Mittelohrentzünd. *Ibid.*, XLVII, p. 79.
Scheibe. Durchbruch im Labyrinth. VII Versammlung d. deutschen Otol. Gesellschaft., p. 61, 1898. Iéna, Fischer, édit.
Manasse. *Ibid.*, p. 109. (Carcinome).
Panse. *Ibid.*, p. 122.
Jansen. *Ibid.*, p. 131.
Oesch. Labyrinthnecrose, Inaugural Dissertation. Basel. 1898.

1899.

Deganello. *Rivista sperimentale di Psichiatria*, fasc. 1. (Ablation des canaux semi-circ.).
Brieger. VIII Vers. d. deutschen Otol. Gesellschaft., p. 71.
Politzer. *Ibid.*, p. 323.
Manasse. *Ibid.*
West. *Klinische Vorträge*, III, fasc. 5. (Scarlatine).
Gradenigo. A. f. O., XLVII, p. 155. (Méningite).
Lucae. *Ibid.*
Barnick. *Klinische Vorträge*. III, fasc. 1. (Tuberculose).
Brieger. Congrès otolog. intern. de Londres, p. 20.

1900.

Stenger. A. f. O., L. (Lésions des canaux semi-circ. chez l'homme).
Heine. *Ibid.*, p. 252. (Complications endocran.).
Hinsberg. Z. f. O., XXXVIII, p. 131. (Méningite).
Eitelberg. *Wien. med. Presse*, n° 28, 1900. (Agoraphobie dans les maladies de l'oreille).
Jansen. Encyklopädie der Ohrenheilkunde von Blau. (Opérations sur le labyrinthe).
Okada. Diagnose und Chirurgie otitischer Cerebellarabcesse. Iéna, 1900.
Babinski. *Revue neurologique*, 1900. (Asynergie cérébelleuse).
Trombetta et Ostino. Nistagmo e canali semicircolari. *Clinica moderna*, 1900.
Dreyfuss. *Archiv f. der Gesammte Physiologie*, vol. 81. (Fonctions non acoustiques du lab.).
V. Stein. *Centralblatt f. Physiol.*, 4 août 1900. (Mouvements oculaires).

V. Stein. *Annales des maladies de l'oreille*, p. 560. (Troubles de l'équilibration).
V. Stein. *Archives intern. de laryngol.*, juillet-août 1900.

1901.

Babinski. Comptes rendus de la Société de biologie, 26 janvier. (Vertige galvanique).
Herzfeld. *Berliner med. Wochenschrift*, n° 35.
Jansen. *Deutsche Klinik.*
Hinsberg. Ueber Labyrintheiterungen. Wiesbaden, Bergmann, édit., 1901.
Hinsberg. *Z. f. O.*, XXXVIII, p. 126. (Méningite).
Brieger. X Versammlung d. deutschen Otol. Gesellschaft, p. 143.
Schenke. *A. f. O.*, LIII, p. 171.
Wanner. Nystagmus. München, 1901.

1902.

Ephraim. *A. f. O.*, LIV, p. 240. (Opération).
Braunstein et Buhr. *Ibid.*, p. 261. (Anastomose).
Panse. *Ibid.*, LII, p. 257 et LVIII, p. 184. (Histopathologie du labyrinthe).
Lewin. *Ibid.*, LIII, p. 8. (Diphtérie).
Nuvoli. *A. I. O.*, XIII, p. 179. (Physiologie).
Trombetta. *Clinica moderna.* VI. 31 à 35. (Nystagme).
Lermoyez. *Presse méd.*, n° 10.
Mourre. *Archivos latinos de rhinologia*, etc., juillet et octobre 1902.
Eschweiler. *Deutsche Otol. Gesellschaft*, 1902, p. 110. (Nystagmus).
Toeplitz. *Archives of Otology*, p. 337.
Babinski et Nageotte. *Nouvelle iconographie de la Salpêtrière*, n° 6, 1902. (Syndrome bulbaire).
Körner. Otitische Erkrankungen des Hirns, II edit. Wiesbaden, 1902.

1903.

Scrobbo. *A. Z. O.*, vol. XIV, 117. (Physiologie).
Stefani. Atti del Reale Istituto Veneto di Scienze, Lettere ed Arti, 1902-1903. Communicazioni I e II. (Sulla funzione non acustica o di orientamento del labirinto dell'orecchio.)
Lewy. *Z. f. O.*, XLIV, p. 369. (Scarlatine).
Hegetschweiler. *Ibid.*, XLIII, p. 1. (Tuberculose).
Schreine. *Ibid.*, p. 47. (Nécrose).
Knapp (A.). *Ibid.*, XLII, p. 65. (Abcès du cervelet).
Sato Tosino. *Ibid.*, XLIV, p. 137. (Position des canaux semi-circulaires).
Manasse. *Ibid.*, XLIV, p. 11 et XLIX, 109.
Bezold. *Ibid.*, XLIV, p. 262. (Surdité unilat.).
Botey. *Archivos latinos de Rinologia*, etc., n° 121, 1903. (Trépanation du labyrinthe).
Citelli. *A. I. O.*, XIV. (Nécrose).
Botey. *Annales des maladies de l'oreille*, XXIX, p. 516. (Trois cas de suppuration du labyrinthe).
Zaalberg. *Monatschrift f. Ohr.*, p. 137. (Opération sur le labyrinthe).
Hansen. *Münchener med. Wochenschrift*, p. 919.
Wanner. *Deutsche otol. Gesellschaft*, 1903, p. 32. (Surdité unilatérale).
Lannois. *Archives intern. de Laryngologie*, etc., 1903, p. 16.

1904.

Frey. *A. f. O.*, LXIII, p. 12. (Histopathologie).

Gerber. *Ibid.*, LX. (Nécrose du labyrinthe).

Zeroni. *Ibid.*, LXIII, p. 171.

Alexander. XIII Versammlung der deutschen Otol. Gesellschaft, p. 145. (Anastomoses).

Frey. *Ibid.* (Mouvements réflexes et labyrinthe).

Nuvoli. *A. I. O.*, XV, p. 123. (Fonction acoustique des canaux semi-circulaires).

V. Stein. *Le physiologiste russe*, n°s 48 et 60. (La centrifugation).

Tedeschi. Sulla vertigine galvanica. Scritti medici in onore di C. Bozzolo. Torino, Unione Tipografica editrice, p. 639, 1904.

Brieger. Relation. VII° Congrès intern. d'otologie à Bordeaux. Compte-rendu, p. 275.

V. Stein. *Ibidem*, p. 297.

Dundas-Grant. *Ibid.*, p. 313.

Lermoyez et Bellin. *Ibid.*, p. 318. (Méningite), et *Annales des maladies de l'oreille*, 1904.

Politzer. *Ibid.*, p. 323. (Histologie pathologique).

Panse. *Ibid.*, p. 331. (Histologie pathologique).

Escat. *Ibid.*, p. 332. (Nécrose du limaçon).

Mouret. *Ibid.*, p. 409. (*Canalis subarcuatus*).

Dreyfuss. *Ibid.*, p. 90. (Tonus labyrinthique).

Heine. Operationen am Ohre. Berlin, 1904.

Alexander et Barany. *Zeitschrift für Psychologie und Physiologie der Sinnesorgane*, XXXVIII, p. 321 et 414. (Appareil d'orientation).

Hinsberg. *Deutsche med. Wochenschrift*, n° 39. (Pyo-labyrinthite circonscrite).

Gobner. *Naturforscherversammlung zu Breslau*. (Pyo-lab. circonscrite).

Pollak. *Beiträge zur Klinik der Tuberculose*, vol. III, n° 5. (Névrite acoustique tuberc.).

Frey et Hammerschlag. *Z. f. O.*, XLVIII, p. 331. (Rotation chez les sourds-muets).

Wittmaack. *Ibid.*, XLVI, p. 1. (Névrites acoustiques.)

Tatsïsaburo Sabaï. *Ibid.*, p. 72. (Position des canaux semi-circul.).

Reddeling. *Ibid.*, p. 138. (Tuberculose).

Lange. *Ibid.*, p. 209. (Carcinome du temporal).

Wittmaack. *Ibid.*, XLVII, p. 136.

Riou-Kerangal. Thèse de Bordeaux.

Kümmel. *Zeitschrift f. klin. Med.*, LV. (Pyo-labyrinthites infectieuses).

Friedrich. *Münchener med. Wochenschrift*, n° 5. (Histopathologie).

Rozier. *Annales des maladies de l'oreille*, mars 1904.

Moliné. *Revue hebdom. de laryngologie*, 1, 1904.

Kleo. *Ibid.*, janvier 1904. (Observations sur un labyrinthique).

Friedrich. *Deutsche med. Wochenschrift*, n° 32. (Opération).

Milligan. Société otol. du Royaume-Uni, février 1904.

Fagge et Milligan. *Ibidem*, mars.

Horne Jonson. *Ibid.* (Histopathologie). 7 mars 1904.

Parry Lake. *Ibid.*, 21 mai 1904. (Opération).

Whitehead. *Ibid.*, p. 19.

Cheatle. *Journal of Laryngology*, etc., mai.

Ballance. *Ibid.*, juin.

1905.

Soprana. Atti del R. Istituto Veneto di Scienze, Lettere ed Arti, 9 juillet 1905. (Physiologie).

Bürkner. *A. f. O.*, LXV, p. 1. (Observations cliniques).

Grunert et Dallmann. *Ibid.*, XLV, p. 55.

Politzer. *Ibid.*, p. 165. (Histologie pathologique).

Zenoni. *Ibid.*, LXVI, p. 199. (Méningite).

Hinsberg. *Z. f. O.*, vol. L, p. 261. (Méningite).

Schambaugh. *Ibid.*, vol. L, p. 327. (Anastomoses).

Boksch. *Ibid.*, L, p. 337. (Aqueduc du vestibule).

Lindt. *Ibid.*, XLIX, p. 301, 1905. (Observation clinique et opération).

Brühl. *Ibid.*, L, 111. (Tuberculose).

Wittmaack. *Ibid.*, L, 127. (Troubles de l'équilibration).

Dreyfuss. *Ibid.*, XLIX, p. 343. (Tonus labyrinth.).

Hinsberg. *Ibid.*, LII. (Opération).

Klug. *Annales des maladies de l'oreille*, 1905, XXXI, p. 161.

Bournouet. *Ibid.*, p. 218. (Chirurgie du labyrinthe).

Chavanne et Trouilleux. *Ibid.*, 272. (Section du nerf acoustique).

Suné y Molist. Complications endocraniennes. Barcelona, Badia, édit., 1905.

Moure. *Revue hebdom. de laryngol.*, 22 avril 1905. (Diagnostic et traitement).

Panse : *Lucae Festschrift*, p. 173. (Diagnostic).

Barany. *Monatschrift f. Ohr.*, XXXIX, p. 473 et 486.

Passow. Reiz- und Ausfallerscheinungen, etc. *Festschrift für Senator*.

Passow. *Ibid.*, *Berliner klin. Wochenschrift*, 1905. nos 1 et 2.

Gradenigo Relazione sulle piolabirintiti, al Congr. della Società Ital. di Laringologia e di Otologia. Roma, ottobre 1905. *A. I. O.*, XVII, p. 116.

Ferreri. *Idem, Ibidem*.

Broast. *Ibidem*. (Tonus labyrinthique).

Bournouet. Anatomie chirurgicale du labyrinthe. Toulouse, Imprimerie Lagarde et Sebille, 1905.

Noll. Labyrinthnecrose, Inaugural-Dissert. Berlin.

Passow. Die Verletzungen des Gehörorganes. Bergmann, édit. Wiesbaden, 1905.

Friedrich. Die Eiterungen des Ohrlabyrinths. Bergmann, édit. Wiesbaden, 1905.

Neumann. Société otol. de Vienne, 27 février 1905 et *Monatschrift f. Ohr.*, XXXIX, nº 10.

Lafitte-Dupont. *Gazette hebdom. des sciences méd. de Bordeaux*, nº 42, 1905. (Observation clinique).

Lake. Société otol. du Royaume-Uni, p. 60. (Ablation du labyrinthe).

Milligan. *Ibid.*, p. 39. (Opération).

Tilley. *Ibid.*, p. 40. (Opération).

Horsley et Russell. *Ibid.*, p. 72. (Vertige).

V. Stein. *Centralblatt f. Ohrenh.*, vol. III, nº 12. (Travail d'ensemble sur la physiologie du labyrinthe non acoustique, avec bibliographie).

Smith. *The Laryngoscope*, nº 7. (Méningite).

1906.

(premier semestre).

Krotoschinen. *Z. f. O.*, LI, p. 395. (Épreuves fonctionnelles du labyrinthe non acoustique).

Freytag. *Ibid.*, p. 341. (Chirurgie du lab.).
Hinsberg. *Ibid.*, LII, p. 95. (Diagnostic).
Manassé. *Ibid.*, LII, p. 1. (Histologie pathol.).
Neumann. *Ibid.*, LI, p. 203. (Aqueduc du vestibule).
Wagner. *A. f. O.*, LXVIII, p. 273. (Aqueduc du vestibule).
Barany. *Ibid.*, p. 1. (Mouvements oculaires).
Barany. *Monatschrift f. Ohr.*, 193. (Nystagmus).
Gradenigo. *A. I. O.*, vol. XVII, p. 299 et 413. (Sur les fonctions du labyr. non acoustique).
Hinsberg. Ueber Labyrintheiterungen. Relation à la 15ᵉ Réunion de la *Deutsche Otol. Gesellschaft*. Wien, juin 1905. (Pour la discussion sur les pyolabyrinthites, voir : *Centralblatt f. Ohr.*, août 1906, p. 188).

MACON, PROTAT FRÈRES, IMPRIMEURS

9 782013 559362